Uttom Chowdhury

Tics und Tourette-Syndrom

dgvt Verlag

Uttom Chowdhury

Tics und Tourette-Syndrom

Ein Handbuch für Fachleute und Eltern

Übersetzung aus dem Englischen
und deutsche Bearbeitung von

Lena Rudert, Anja Graf & Reinhard Koch

dgvt Verlag

Tübingen
2009

Die Originalausgabe erschien unter dem Titel:
Tics and Tourette Syndrome
A Handbook for Parents and Professionals

Bibliografische Information der Deutschen Nationalbibliothek
Die Deutsche Nationalbibliothek verzeichnet diese Publikation in der Deutschen Nationalbibliografie; detaillierte bibliografische Daten sind im Internet über http://dnb.d-nb.de abrufbar.

Im Sudhaus
Hechinger Straße 203
72072 Tübingen

E-Mail: dgvt-Verlag@dgvt.de
Internet: www.dgvt-Verlag.de

Umschlaggestaltung: Vogelsang Design, Jens Vogelsang, Aachen
Layout: VMR, Monika Rohde, Leipzig
Belichtung: KOPP – desktopmedia, Nürtingen
Druck: Druckerei Deile GmbH, Tübingen
Bindung: Nädele Verlags- und Industriebuchbinderei, Nehren

ISBN 978-3-87159-088-7

Inhalt

Vorwort

Für Neurologen und Psychiater ist das Tourette-Syndrom ein faszinierendes Thema. Die ungewöhnlichen Symptome und Verhaltensweisen, besonders die unwillkürlichen Bewegungen und Laute, welche diese Krankheit charakterisieren, haben zu vielen wissenschaftlichen Veröffentlichungen und neurologischen Untersuchungen angeregt. Menschen mit dem Tourette-Syndrom sind jedoch mehr als nur „interessante Fälle“ für die Lehrbücher oder Forschungsberichte. Dieses Buch soll auf praktische Weise darauf aufmerksam machen, dass Menschen mit dem Tourette-Syndrom ein ganz normales Leben führen können, wenn sie nicht ständig mit Unwissenheit – der eigenen und der von anderen – bezüglich ihrer Krankheit zu kämpfen haben. Die motorischen und sprachlichen Tics sind manchmal das geringere Problem von Kindern und Erwachsenen mit Tourette-Syndrom. Belastender sind häufig die psychischen Schwierigkeiten, die Verhaltensauffälligkeiten sowie die Probleme mit zwischenmenschlichen Beziehungen in der Schule und im Beruf.

Dr. Chowdhury erinnert uns mit seinem Handbuch daran, dass Menschen mit Tourette-Syndrom sowie deren Familien, Freunde und Lehrer in erster Linie die Krankheit verstehen müssen und dass sie lernen müssen, mit der Erkrankung zu leben. Seine Überlegungen gehen nicht von der Forschung über das Tourette-Syndrom aus, sondern direkt von den betroffenen Familien. Das Ungewöhnliche und Erfrischende daran ist seine Einstellung, dass die Eltern eines Kindes mit Tourette-Syndrom die eigentlichen Experten sind. Um so viel wie möglich über die Krankheit zu erfahren und zu lernen und um so gut wie möglich helfen zu können, müssen Fachleute von den Eltern ebenso lernen wie auch umgekehrt. Dr. Chowdhury hat die vielen Erfahrungen und Ideen der Familien, mit denen er in den letzten Jahren gearbeitet hat, in praktische Ratschläge umgesetzt.

Dabei ist ein Buch voller Eindringlichkeit und Wärme entstanden, das für Eltern und Betreuer nützlich ist. Dr. Chowdhury hat den Eltern wirklich zugehört, und er hat ihre Aussagen seinem präzisen und zuverlässigen Überblick über die aktuelle Literatur, die sich mit dem Tourette-Syndrom beschäftigt, hinzugefügt. Wenn auch Fachleute durch dieses Buch von den Eltern lernen, werden ihre Patienten mit Tourette-Syndrom enorm davon profitieren.

Dr. Chowdhury bietet eine Vielzahl klarer, unsentimentaler und dennoch sensibler Ratschläge. Er erinnert Eltern an ihre eigenen Fähigkeiten, die sie bisher noch nicht verwendet haben. Ein Kind mit dem Tourette-Syndrom mag oft nervenaufreibend und überfordernd sein. Vieles wird aber einfacher, wenn man den Eltern bewusst macht, dass das nervtötende Verhalten des Kindes eigentlich ganz normal ist und lediglich unerwartet oder außergewöhnlich häufig auftritt. Dr. Chowdhury unterstützt die Eltern, indem er das Tourette-Syndrom entmystifiziert. Er regt dazu an, die betreffenden Kinder einfach als lebhafter als andere zu betrachten, und er gibt exzellente Tipps für den Umgang mit störendem, wildem Verhalten. Dr. Chowdhury hilft den Eltern dabei, schwierige Situationen wieder beeinflussen zu können. Er ermutigt Eltern, ohne Schuldgefühle oder Scham mit ihren Frustrationen und ihrem Ärger umzugehen.

Das Buch berücksichtigt auch die wissenschaftliche Seite des Tourette-Syndroms. Viele Eltern bemühen sich um mehr Forschung über die Zusammenhänge von Hirnfunktionen und Verhalten. Das Buch enthält allgemein verständliche Informationen über den aktuellen Stand der Hirn- und Genforschung, über medikamentöse Behandlung und andere relevante Forschungsergebnisse. Damit Kinder und Familien zu Experten in eigener Sache werden, müssen sie die medizinischen Zusammenhänge verstehen und auf dem aktuellen Stand sein.

Tourette-Syndrom bedeutet Stress, Aufregung und Einschränkung. Dieses Handbuch spielt die Schwierigkeiten nicht herunter, weist aber auch auf positive Seiten hin und hilft dabei, besser mit Problemen umzugehen. Dr. Chowdhury will Familien ermutigen, sich nicht nur Hilfe von außen zu suchen, sondern auch selbst Verantwortung zu übernehmen. Für den Umgang mit ihrem Kind sollten die Eltern versiert sein und sich so gut wie möglich informieren. Jedes Individuum mit dem Tourette-Syndrom besitzt ein großes Potenzial. In allen Schichten und Berufen gibt es Menschen mit dem Tourette-Syndrom, beispielsweise Sportler, Schauspieler und Wissenschaftler, die oft ein glückliches und erfolgreiches Leben führen.

Dieses Buch wird in meiner Praxis in der Klinik „Great Ormond Street“ in London, häufig verwendet. Das Buch ist für Eltern, Lehrer, Allgemein- und Fachmediziner äußerst nützlich. Auch für betroffene Jugendliche ist das Buch sicher hilfreich, wenn sie mit Freunden oder Verwandten über ihr Tourette-Syndrom sprechen wollen. Dieses Buch kann beitragen, das Stigma der Krankheit abzubauen, es ist informativ, korrigiert falsche Vorstellungen und vermittelt erprobte, praktische Ratschläge. Das Tourette-Syndrom ist keine seltsame oder absonderliche Erkrankung. Die vielen jungen Menschen mit diesem Syndrom brauchen vielmehr Verständnis und Fürsprache.

Isobel Heyman
Kinder- und Jugendpsychologin sowie Oberärztin
Abteilung Tourette-Syndrom
Great Ormond Street Kinderklinik, London

Einführung

Vor einigen Jahren lernte ich einen angesehenen Professor für Psychiatrie kennen, der ein bekanntes Londoner Institut leitet. Ein Kollege stellte mich als einen Arzt vor, der sich für das Tourette-Syndrom interessiert. Als der Professor dies hörte, sagte er: „Ich bin seit fast 20 Jahren Psychiater, und in meiner Praxis hat noch kein Patient herumgeflucht." Mein Kollege und ich waren über diesen Kommentar ziemlich verblüfft. Glaubte dieser Professor wirklich, beim Tourette-Syndrom handele es sich schlicht um Menschen, die herumfluchen? Ich versuchte diesem Professor zu erklären, was das Tourette-Syndrom wirklich ist, doch ich bin nicht sicher, ob ich ihn überzeugen konnte. Wenn selbst Professoren der Psychiatrie so denken, ist noch viel Aufklärungsarbeit über das Tourette-Syndrom zu leisten. Ich muss allerdings zugeben, dass ich ähnlich dachte, bevor ich zum ersten Mal Kinder mit Tourette-Syndrom erlebt habe. Meine Informationen waren rudimentär und basierten auf einem Abschnitt in einem medizinischen Lehrbuch sowie auf einigen übertriebenen Berichten in den Medien. Ich kann mich auch an keine einzige Vorlesung zu diesem Thema an der Universität erinnern (und ich habe selten eine Veranstaltung geschwänzt!). Noch heute lernen Medizinstudenten nur dann etwas über diese Krankheit, wenn an ihrem Fachbereich zufällig ein Arzt arbeitet, der sich für Tics interessiert.

Ich beschäftige mich seit 1997 mit dem Tourette-Syndrom. Damals wurde ich gebeten, eine Gruppe von Eltern, die Kinder mit Tourette-Syndrom haben, zu beraten. Ich sah, womit diese Familien fertig werden müssen, und war beeindruckt, wie sie ihre Schwierigkeiten meisterten. Es stellte sich heraus, dass viele der Fachleute, mit denen die Eltern zu tun hatten, entweder gar nichts über diese Krankheit wussten oder unzutreffend informiert waren. Die Eltern berichteten, dass sie im Allgemeinen ganz gut mit den Tics klarkommen würden, dass jedoch der Umgang mit Verwandten und anderen Leuten der eigentlich herausfordernde und schmerzhafte Aspekt der Krankheit sei. Alle berichteten von unangenehmen Vorfällen in der Öffentlichkeit und von der Verständnislosigkeit uninformierter Ärzte. Dennoch war diese Gruppe keineswegs ausschließlich ein Forum zum Austausch negativer Erfahrungen. Die Eltern erzählten auch amüsante Anekdoten – es beeindruckt mich immer wieder, wie sich Familien angesichts der schlimmsten Misere ihren Humor bewahren!

Im Verlauf dieser Monate lernte ich mehr und mehr über das Tourette-Syndrom und dessen Auswirkungen auf die betroffene Familie. Ich konnte die Krankheit in einem neuen Licht sehen. Bestimmte Themen kamen immer wieder zur Sprache, unter anderen wie man auf Schikanen reagieren kann, wie man das Verhalten der Kinder beeinflussen kann und wie man am besten mit den Lehrern umgeht. In meinen medizinischen Lehrbüchern fand ich nur wenig zu diesen Problemen. Alle Eltern berichteten aber von ähnlichen Erfahrungen.

Durch die Gruppe hatten die Eltern Gelegenheit, sich gegenseitig mit Tipps und Ratschlägen zu unterstützen. Am Ende jedes Treffens machte ich mir Notizen über die Themen und über die interessantesten Beiträge.

Dieses Buch enthält viele Informationen von Eltern sowie allgemeine Hinweise für den Umgang mit Lehrern und mit dem auffälligen Verhalten der Kinder. Weitere Kapitel beschäftigen sich mit dem Selbstwertgefühl, dem Umgang mit Aggressionen und mit Schikanen, denen die Kinder ausgesetzt sind. Diese Dinge beeinflussen das Leben von Kindern mit Tourette-Syndrom. Dennoch erfährt man darüber wenig in Büchern oder von Ärzten. Dieses Buch richtet sich sowohl an Eltern als auch an Fachleute. Darum habe ich auf den medizinischen Fachjargon weitgehend verzichtet.

Das Buch soll ein besseres Verständnis für die Komplexität der Krankheit vermitteln sowie für die daraus entstehenden Schwierigkeiten und Probleme, mit denen die betroffenen Kinder in der Schule fertig werden müssen. Ich hoffe außerdem, dass dieses Buch Eltern Mut macht und ihnen die nötigen Fähigkeiten vermittelt, um mit der Krankheit ihres Kindes zu leben.

Schließlich hoffe ich auch, dass dieses Buch ein wenig dazu beiträgt, Kindern mit Tourette-Syndrom den Alltag in Schule und Zuhause angenehmer zu gestalten.

Uttom Chowdhury

Anmerkung

Um unnötige Wiederholungen zu vermeiden und um das Lesen zu vereinfachen, benutze ich in diesem Buch durchgehend die männliche Form, wenn ich von einem Kind mit Tourette-Syndrom spreche.

1 Was ist das Tourette-Syndrom?

Im Jahr 1825 dokumentierte Itard den ersten Fall von Tourette-Syndrom in der medizinischen Literatur. Es handelte sich dabei um die Marquise de Dampierre mit schweren motorischen und vokalen Tics. Sechzig Jahre später beschrieb ein französischer Arzt, Georges Gilles de la Tourette, neun Patienten, die seit ihrer Kindheit von Tics in Form von unkontrollierbaren Lauten und Worten betroffen waren (Robertson, 2000). Die Ärzte gingen von einer seltenen Krankheit mit psychologischem Ursprung aus, während Gilles de la Tourette annahm, sie sei erblich. Eine Wende trat ein, als man um 1960 den positiven Einfluss bestimmter Medikamente auf die Symptome feststellte. Dies führte zu verstärkter Forschung über die Krankheit, besonders zwischen 1980 und 1990. Inzwischen geht man allgemein davon aus, dass es sich um eine erbliche, genetische Störung mit vielfältigen Verhaltenssymptomen handelt.

Was ist ein Tic?

Unter einem Tic versteht man eine unwillkürliche, kurze, unrhythmische motorische oder vokale Aktivität, die plötzlich und unmotiviert auftritt. Es sind Gesten und Laute, die Fragmente normalen Verhaltens imitieren. Man kann sie in einfache und komplexe Tics unterteilen.

Einfache motorische Tics treten schnell und unmotiviert auf. Es kann sich um Augenzwinkern, grimassieren und Schulterzucken handeln. Komplexe motorische Tics sind langsamer und können zielgerichtet erscheinen: Hüpfen, küssen, Dinge anfassen, Echopraxie (das Imitieren von Gesten anderer Personen) und Kopropraxie (obszöne Gesten) (siehe Tabelle 1.1)-

Auch husten, bellen, räuspern und pfeifen sind einfache vokale Tics. Komplexe vokale Tics zeigen sich durch die Wiederholung bestimmter Wörter oder Sätze wie „Oh Mann“ oder „okay“ oder indem ein Satz so lange wiederholt wird, bis er sich „genau richtig“ anhört (siehe Tabelle 1.2).

Tabelle 1.1: *Beispiele für motorische Tics*

Einfache motorische Tics	Komplexe motorische Tics
Augenzwinkern	Hüpfen
Augenrollen Springen	Befühlen von Gegenständen
Grimassen schneiden	Sich um sich selbst drehen
Nasenzucken	Beugen und strecken
Schmollen	Sich auf die Lippen beißen
Schulterzucken	Mit dem Kopf wackeln
Armschlenkern	Küssen
Kopfschlenkern	Lecken
Kopfnicken	Kneifen
Bauch anspannen	Gesichter schneiden
Mit den Füßen treten	Kopropraxie
Fingerbewegungen	Echopraxie
Offen stehender Mund	
Zunge herausstrecken	
Kieferschnappen	
Zähneklappern	
Stirn runzeln	
Fingerknöchel knacken lasse	
Schnelle Schleuderbewegung eines Körperteils	

Tabelle 1.2: *Beispiele für vokale Tics*

Einfache vokale Tics	Komplexe vokale Tics
Räuspern Husten Spucken Schniefen Schnauben Kreischen Bellen Grunzen Schnalzen Pfeifen Schluckgeräusche Einsilbige Töne wie „uuh“, „iiih“ oder „buuh“	Äußerungen wie: „Oh Mann“ „Halt die Klappe“ „Weißt du“ „Okay“ Tierstimmen Flüstern Komplexe Atemmuster Stottern Sprachbesonderheiten, variierend in: Akzent Lautstärke Geschwindigkeit Betonung Rhythmus Koprolalie Palilalie Echolalie

Weitere komplexe vokale Tics sind Schwierigkeiten bei der Artikulation, wie Variationen von Rhythmus, Tonlage und Tempo, sowie Koprolalie (wiederholter Gebrauch obszöner oder sozial inakzeptabler Wörter und Sätze, siehe Tabelle 1.3).

Tabelle 1.3: *Verschiedene Typen vokaler Tics*

Einfache vokale Tics –	bedeutungslose Töne und Geräusche
Komplexe vokale Tics –	Äußerung von Wörtern, Sätzen oder Aussagen
Koprolalie –	Äußerung obszöner, aggressiver oder sozial unangemessener Wörter oder Sätze
Palilalie –	Wiederholung der eigenen Wörter oder Sätze
Echolalie –	Wiederholung von Wörtern oder Wortteilen anderer Menschen
Sprachauffälligkeiten –	ungewöhnlicher Rhythmus, Ton, Akzent, hohe Lautstärke und sehr schnelles Sprechen

Vorübergehende Tic-Störungen

Manche Tics treten hauptsächlich während der Kindheit auf, dauern nur ein paar Wochen oder Monate an und sind normalerweise auf Gesicht und Hals begrenzt, können aber variieren. In der Regel handelt es sich um motorische Tics, manchmal werden sie von vokalen Tics begleitet. Sie treten meistens zwischen dem vierten und zehnten Lebensjahr auf, häufiger bei Jungen als bei Mädchen. Zwar gehen diese Tics per Definition nach maximal einem Jahr vorüber, es ist jedoch nicht ungewöhnlich, dass ein Kind im Verlauf einiger Jahre eine Serie unterschiedlicher Tics hat. In manchen Fällen verschwinden sie unbemerkt.

Chronische motorische und vokale Tics

Diese Tics dauern länger als ein Jahr an und sind im Gegensatz zu vorübergehenden Tics unveränderlich. Zwinkern und Kopfbewegungen sind typische chronische Tics.

Untersuchungen haben ergeben, dass bis zu zwölf Prozent aller Kinder irgendwann eine Form von vorübergehenden oder chronischen Tics haben.

Tourette-Syndrom (Kombinationen motorischer und vokaler Tics)

Das Tourette-Syndrom zeigt sich in Kombinationen motorischer und vokaler Tics, die mindestens ein Jahr anhalten. Tabelle 1.4 zeigt die diagnostischen Kriterien für das Tourette-Syndrom.

Tabelle 1.4: *Diagnostische Kriterien für das Tourette-Syndrom (Nach World Health Organisation (1992) und The Tourette-Syndrom Classification Study Group (1993))*

A.	Seit der Erkrankung sind sowohl multiple motorische Tics als auch ein oder mehrere vokale Tics aufgetreten, aber nicht unbedingt gleichzeitig.
B.	Die Tics treten an fast jedem Tag und mehrmals täglich auf, dauern länger als ein Jahr an, ohne dass es Phasen der Besserung gibt, die länger als zwei Monate anhalten.
C.	Körperregion, Anzahl, Häufigkeit, Typ, Komplexität und Schwere der Tics verändern sich im Lauf der Zeit.
D.	Ausbruch der Krankheit vor dem 21. Lebensjahr.
E.	Andere Ursachen der Tics sind ausgeschlossen.

Am Anfang sind Tics gewöhnlich leicht und unregelmäßig. Die Krankheit bricht meist im Alter zwischen zwei und einundzwanzig Jahren aus, am häufigsten um das siebente Lebensjahr (Robertson, 1994).

Beim typischen Krankheitsbild verändern die Tic-Symptome im Laufe des Tages ihre Intensität und Häufigkeit. Diese Schwankungen werden oft als „zunehmend und abnehmend" bezeichnet.

Viele Personen mit Tourette-Syndrom berichten, dass sie kurz vor den Tics gewisse Warnsignale wahrnehmen. Dabei handelt es sich um Empfindungen, die nach der Entladung eines Tics vorübergehend wieder verschwinden. Beispiele dafür sind ein Brennen im Auge vor einem Augenzwinkern, ein Juckreiz vor einem Schulterzucken und ein Spannungsgefühl im Hals, das aufhört, wenn der Hals sich streckt.

Vor und während der Pubertät nimmt die Intensität der Tics häufig zu. Im frühen Erwachsenenalter erreichen sie meist ein relativ stabiles Plateau.

Menschen mit Tourette-Syndrom haben meist eine ganze Reihe unterschiedlicher motorischer und vokaler Tics. Am häufigsten sind Kopf und Hals betroffen. Koprolalie tritt selten bei Kindern und auch nur bei 10 bis 30 Prozent erwachsener Patienten auf, daher ist Koprolalie kein Diagnose-Kriterium (Robertson, 1994).

Die meisten der betroffenen Menschen können ihre Tics nur für kurze Zeit unterdrücken. Viele Personen mit Tourette-Syndrom haben festgestellt, dass die Tics an Intensität verlieren, wenn sie sich sehr auf eine Sache (beispielsweise ein Computerspiel) konzentrieren können.

Sobald sich ein Kind nach einer stressigen Phase wieder entspannen kann, beispielsweise am Ende eines Schultags, können sich die Tics verstärken.

Früher wurde angenommen, dass Tics während des Schlafes verschwinden. Aktuelle Studien haben aber gezeigt, dass Tics während aller Schlafphasen auftreten können (Rothenberger et al., 2001).

Epidemiologie

In der Kindheit sind Tics sehr verbreitet und werden als Teil der normalen Entwicklung vieler Kinder angesehen. Es wird geschätzt, dass bei mindestens jedem zehnten Kind irgendwann vor seinem zehnten Geburtstag ein Tic auftritt. Diese Tics sind jedoch normalerweise vorübergehend und verschwinden nach einigen Monaten.

Das Tourette-Syndrom gibt es in allen Kulturen. Es tritt bei männlichen Personen drei- bis viermal häufiger auf als bei Mädchen und Frauen (Robertson, 2000).

Studien mit Kindern im Schulalter schätzen die Verbreitung des Tourette-Syndroms auf 0,15 bis 1,85 Prozent (Hornsey, Banerjee, Zeitlin & Robertson, 2001; Kadesjo & Gillberg, 2000). Die Schätzungen weichen jedoch voneinander ab. Einige Autoren schätzen, dass bis zu 4,2 Prozent aller Kinder betroffen sind, dabei werden aber alle Formen von Tic-Störungen berücksichtigt. Unterschiedliche diagnostische Methoden und klinische Kriterien führen zu diesen sehr unterschiedlichen Angaben.

Die Verbreitung des Tourette-Syndroms bei Kindern an Sonderschulen ist höher als bei Kindern in Regelschulen (Eapen, Robertson, Zeitlin & Kurlan, 1997). Man hat beispielsweise bei acht Prozent der Schüler mit einer autistischen Störung an Sonderschulen auch ein Tourette-Syndrom diagnostiziert (Baron-Cohen, Mortimore, Moriarty, Izaguirre & Robertson, 1999).

Ätiologie (Ursachen)

Die genaue Ursache des Tourette-Syndroms ist nicht bekannt, aber verschiedene Studien stützen die Theorie, dass es sich um eine vererbbare Entwicklungsstörung handelt, die im Gehirn eine Störung des Transports von Dopamin, einem chemischen Neurotransmitter, verursacht (Leckmann, Cohen, Getz & Jankovic, 2001).

Genetische Faktoren

Es besteht kein Zweifel daran, dass die Erkrankung am Tourette-Syndrom genetisch bedingt ist. Es ist aber noch ungeklärt, welche Gene beteiligt sind, und auf welche Weise es vererbt wird. Dafür spricht, dass die Übereinstimmungsrate für das Syndrom bei eineiigen Zwillingen bei mehr als fünfzig Prozent liegt, bei zweieiigen Zwillingen jedoch nur bei zehn Prozent. Wenn Zwillinge eine chronische motorische Tic-Störung haben, steigt die Übereinstimmungsrate auf 77 bis 90 Prozent bei eineiigen und auf 30 Prozent bei zweieiigen Zwillingen (Hyde, Aaronson, Randolph, Rickler & Weinberger, 1992).

Verschiedene Studien konzentrierten sich auf bestimmte Gene, aber bisher konnte kein Gen identifiziert werden, das das Tourette-Syndrom mit Sicherheit auslöst. Möglicherweise ist dieselbe genetische Komponente für das Tourette-Syndrom, für chronische motorische Tics sowie für zwanghaftes Verhalten verantwortlich (Eapen, Pauls & Robertson, 1993).

Neurochemie

Neuroleptika (siehe 2. Kapitel), die den Dopaminspiegel im Gehirn senken, verringern auch die Häufigkeit und Intensität der Tics. Dies legt nahe, dass es einen Zusammenhang zwischen dem Dopaminspiegel im Gehirn, der Entstehung von Tics und dem Tourette-Syndrom gibt. Man hat eine Verstärkung der Tics nach der Einnahme von Mitteln festgestellt, die die Dopaminproduktion im Gehirn anregen, wie L-dopa und andere Stimulanzien des zentralen Nervensystems, einschließlich Kokain.

Klinische Studien der Gehirnfunktionen haben Abnormitäten beim Transport von Dopamin ins Gehirn nachgewiesen. Die Studien zeigen eine erhöhte Dichte des prä-synaptischen Dopamintransports und der postsynaptischen Dopamin-Rezeptoren. Dies deutet auf eine gestörte Regulierung der Dopaminfreisetzung und -aufnahme bei Menschen mit dem Tourette-Syndrom hin (Wolf et al., 1996).

Bei pathologischen Untersuchungen wurde ein niedriger Level des Neurotransmitters Serotonin im Hirnstamm sowie ein niedriger Level von Glutaminsäure im Globus Pallidus festgestellt (Singer, 2000). Serotonin spielt eine Rolle bei der Entstehung von zwanghaftem Verhalten. Es ist jedoch nicht erwiesen, dass Medikamente gegen Zwangsverhalten, die den Serotoninspiegel im Gehirn verbessern, auch Auswirkungen auf Tics haben.

Beteiligte Regionen des Gehirns

Das Tourette-Syndrom ist eine komplexe Störung der motorischen Kontrolle, der Impulskontrolle und der inneren Wachsamkeit. Das Syndrom führt auch zu vokalen Tics mit emotional geladenen Wörtern. Man kann deshalb davon ausgehen, dass verschiedene Regionen und Verbindungen im Gehirn beteiligt sind. Tabelle 1.5 zeigt die wichtigsten Verbindungen und Regionen des Gehirns, von denen man annimmt, dass sie beim Tourette-Syndrom aktiviert sind. Spezielle Studien dazu findet man bei Peterson und Thomas (2000).

Tabelle 1.5: *Regionen und Verbindungen des Gehirns, die am Tourette-Syndrom beteiligt sind*

Subkortikaler Nukleus mit Basalganglien (Caudatus, Putamen und Pallidum) und Thalamus
Orbitofrontale Verbindungen
Sensomotorische Verbindungen
Temporolimbische Verbindungen
Cingulater Cortex
Hirnstamm Motor-Nuclei

Neurologische Studien des Tourette-Syndroms haben viele Begrenzungen. Die meisten Untersuchungen wurden bei erwachsenen Patienten durchgeführt, d.h. bei Personen, die tendenziell eher schwere Symptome aufweisen. Bei Kindern befindet sich das Hirn noch in der Entwicklung, sodass präzise Interpretationen der neurologischen Studien kaum möglich sind. Da die meisten Untersuchungen mit kleinen Gruppen durchgeführt wurden, ist es schwierig, daraus verallgemeinernde Statistiken zu entwickeln.

Strukturelle neurologische Studien – Untersuchungen der Gehirnstrukturen mittels Computertomographie (CT) oder Magnet-Resonanz-Spektroskopie (MRSI) –, bei denen Patienten mit Tourette-Syndrom mit Gleichaltrigen verglichen wurden, zeigen, dass der Nucleus Caudatus bei Erwachsenen und auch bei Kindern mit Tourette-Syndrom kleiner ist als bei den Vergleichspersonen. Bei Erwachsenen mit Tourette-Syndrom hat der Nucleus Lentiformis einen geringeren Umfang (Gerard & Peterson, 2003).

Eine Studie über die Kortikal-Region ergab, dass bei Kindern mit Tourette-Syndrom der präfrontale Cortex im Vergleich mit gesunden Kontrollpersonen ein vergrößertes Volumen aufweist (Peterson et al., 2001). Mit zunehmendem Alter verringert sich allerdings das Volumen des präfrontalen Cortex, sodass Erwachsene mit Tourette-Syndrom ein geringeres Volumen haben als Kontrollpersonen. Peterson et al. (2001) vermuten, dass die präfrontale Region durch die Unterdrückung von Tic-Symptomen sehr stark aktiviert wird. Das größere Volumen bei Kindern weist also auf eine aktivitätsbedingte Veränderung des präfrontalen Gewebes hin. Personen mit Tics können so ihre Symptome besser unterdrücken bzw. kompensieren.

Die meisten neurologischen Untersuchungen (die die funktionalen Komponenten des Gehirns, den Blutdurchfluss oder den Stoffwechsel untersuchen) haben gezeigt, dass Stoffwechsel und regionaler zerebraler Blutdurchfluss in Teilen der Basalganglien bei Erwachsenen mit Tourette-Syndrom reduziert sind (Hall, Costa & Shields, 1990; Moriarty et al., 1995).

Perinatale Faktoren

Dieser Bereich ist noch wenig erforscht. Es scheint jedoch interessante Zusammenhänge zwischen perinatalen Faktoren und dem Tourette-Syndrom zu geben. In zwei Studien wurde festgestellt, dass das Tourette-Syndrom häufig in Zusammenhang mit einem niedrigen Geburtsgewicht auftritt (Hyde et al., 1992; Leckman et al., 1987). Andere Einflussfaktoren sind Stress bei der Mutter während der Schwangerschaft und schwere Übelkeit mit Erbrechen in den ersten drei Schwangerschaftsmonaten (Leckman et al., 1990). Die genannten Studien weisen aber darauf hin, dass die oben genannten Faktoren zwar in einem Zusammenhang mit dem Tourette-Syndrom stehen, aber nicht die direkten Ursachen des Syndroms sind.

Neuropsychiatrische Autoimmun-Störung bei Kindern im Zusammenhang mit einer Streptokokken-Infektion (PANDAS)

In den vergangenen Jahren gab es mehrere Studien, die plötzlich auftretende Zwangsstörungen oder Tics als Folge einer Infektion mit hämolysierenden Streptokokken der Gruppe A untersucht haben. Der Oberbegriff für diese Erkrankung lautet Neuropsychiatrische Autoimmun-Störung bei Kindern im Zusammenhang mit einer Streptokokken-Infektion (PANDAS). Die diagnostischen Kriterien sind (Swedo et al., 1998):

1. Das Vorhandensein von Zwangsstörungen oder Tics.
2. Erstes Auftreten vor der Pubertät.
3. Plötzlicher Ausbruch und Nachlassen der Symptome.
4. Zeitweiser direkter Zusammenhang zwischen den Symptomen und einer Infektion mit hämolysierenden Streptokokken der Gruppe A.
5. Neurologische Störungen wie Hyperaktivität oder veitstanzähnliche Bewegungen.

Der Umstand, dass bestimmte Krankheiten im Zusammenhang mit Streptokokken-Infektionen stehen, wird durch eine Vielzahl von klinischen und neuroimmunologischen Befunden nachgewiesen. Volumetrische Analysen bei Kindern mit PANDAS haben ergeben, dass die Strukturen der Basalganglien bedeutend größer waren als bei einer gesunden Kontrollgruppe (Giedd, Rapoport, Garvey, Perlmutter & Swedo, 2000). Man nimmt an, dass ein über das Immunsystem vermittelter Mechanismus existiert, der Antikörper gegen die Streptokokken-Infektion produziert, die mit neuronalem Gewebe in den Basalganglien interagieren (Singer et al., 1999). Allerdings gibt es außer diesen Studien keine epidemiologischen Untersuchungen über den Zusammenhang zwischen Tic-Störungen oder Zwangsverhalten und Streptokokken-Infektionen.

Es gibt allerdings zahlreiche Fallberichte über andere Krankheiten, die durch eine autoimmune Reaktion als Folge einer Streptokokken-Infektion hervorgerufen worden sind (Dale et al., 2002; DiFazio, Morales & Davis, 1998; Sokol, 2000). Der Zusammenhang von neurologischen Störungen mit Streptokokken-Infektionen ist also nicht spezifisch für das Tourette-Syndrom.

Sowohl Tics als auch Streptokokken-Infektionen kommen in der Kindermedizin sehr häufig vor. Das Tourette-Syndrom ist zudem schwierig zu diagnostizieren. Darum kann der Zusammenhang zwischen Streptokokken-Infektionen und Tics nur schwer bewiesen werden.

Einstweilen könnte es sinnvoll sein, einfach nur zu dokumentieren, wie oft der Ausbruch oder eine Verschlimmerung einer Tic-Störung gleichzeitig mit einer Halsentzündung oder einer ähnlichen Erkrankung auftritt. Dies ist eine interessante, aber bisher weitgehend unerforschte Frage, die weiter untersucht werden sollte.

Prognose

Tics treten meist in der frühen Kindheit erstmalig auf und verstärken ihre Intensität bis ins Pubertätsalter. Ihren Höhepunkt erreichen Tics ungefähr in der Mitte der Pubertät. Während der ganzen Zeit kann es immer wieder Schwankungen geben. Im frühen Erwachsenenalter nimmt die Stärke und Häufigkeit der Tics in der Regel ab. Die Prognose ist besser als man früher angenommen hat. 90 Prozent aller Personen mit Tourette-Syndrom erreichen eine deutliche Remission, mehr als 40 Prozent aller Kinder sind mit 18 Jahren weitgehend frei von ihren Tics (Burd et al., 2001; Leckman et al., 1998).

Stress beeinflusst die Intensität und Häufigkeit von Tics. Es gibt zahlreiche Berichte über Fälle, bei denen sich die Tics nach einem traumatischen Ereignis, wie einer schweren Erkrankung oder einem Todesfall, verschlimmert haben. Wie die Beziehung zwischen individuellen Stressfaktoren und Tics genau aussieht, ist bisher nicht erforscht.

Klinische Beurteilung

Die klinische Beurteilung eines Kindes mit Tics geht von der detaillierten Krankengeschichte aus, gefolgt von einer neurologischen Untersuchung. Wenn während der Untersuchung Tics auftreten, sollte das notiert werden, allerdings unterdrücken die meisten Kinder ihre Tics bei solchen Gelegenheiten. Bei der Beschreibung der Symptome sollte man entscheiden, ob das Kind an vorübergehenden oder chronischen Tics oder aber am Tourette-Syndrom leidet. Die Fähigkeit eines Patienten, seine Tics zu unterdrücken, hilft bei der Unterscheidung, ob es sich um Tics oder um andere Bewegungsstörungen wie etwa Chorea, Dystonie, Athetosis oder Myoclonus handelt (Demirkiran & Jankovic, 1995). (Eine Beschreibung von Bewegungsstörungen siehe Tabelle 1.6.)

Die betroffene Körperregion, die Häufigkeit und die Intensität von Tics sowie auslösende und erleichternde Faktoren sollten genau protokolliert werden.

Begleitsymptome wie Hyperaktivität (Aufmerksamkeits-Defizit-Hyperaktivitäts-Störung ADHS) und Zwangsstörungen (OCD) sollten ebenfalls notiert werden (siehe 3. Kapitel). Andere Begleiterscheinungen des Tourette-

Syndroms sind Selbstverletzung, Schlafstörungen und sekundäre Depression. In vielen Fällen sind die Tics nicht das Hauptproblem, sondern die damit verbundenen Verhaltensstörungen. Impulsivität, Aggression und Wut verursachen oft weit mehr Schwierigkeiten als die Tics.

Tabelle 1.6: *Liste der Bewegungsstörungen*

Dystonie –	anhaltende Muskelkontraktion, die zu sich wiederholenden Bewegungen oder abnormen Haltungen führt
Chorea –	unwillkürliche, abrupte, unregelmäßige und ziellose Bewegungen („Veitstanz“)
Athetosis –	langsame, sich windende, krümmende Bewegungen, die unwillkürlich und hauptsächlich mit den Händen ausgeführt werden
Tremor –	rhythmisches Schwingen eines Körperteils, ausgelöst durch abwechselnde oder synchrone Kontraktionen der Gegenmuskeln
Myoclonus –	kurze, plötzliche, schockartige Bewegungen, verursacht von aktiven Muskelkontraktionen

Der Arzt sollte die Eltern nach auslösenden Ereignissen und erleichternden Faktoren der Tics fragen, und auch nach anderen auffälligen Verhaltensweisen und Wutausbrüchen des Kindes. Was hilft dem Kind und wie gehen die Eltern mit den Tics um? Auch das betroffene Kind sollte über seine Tics und danach, wie es selbst damit umgeht, befragt werden. Was hilft dem Kind, sich zu entspannen? Wie reagieren die anderen Familienmitglieder auf die Tics?

Weitere zu klärende Fragen sind, ob das Kind Probleme mit Grob- und Feinmotorik hat. Hat es beispielsweise Schwierigkeiten beim Schreiben (Feinmotorik) und aufgrund von Ungeschicklichkeit beim Sportunterricht (Grobmotorik)?

Die klinische Beurteilung sollte durch eine Untersuchung des psychischen Befindens (In welcher Stimmung befindet sich das Kind? Wie ist sein Selbstwertgefühl?) und durch eine neurologische Untersuchung vervollständigt werden.

Schlüsselfragen, die hilfreich für die Beurteilung von Tics sein können:
1. Beeinträchtigen die Tics den Alltag zu Hause und in der Schule?
2. Sind die Tics schmerzhaft?
3. Wird das betroffene Kind von anderen schikaniert und gehänselt?
4. Wie geht das Kind selbst mit seinen Tics um?
5. Wie gut ist das Selbstwertgefühl des Kindes entwickelt?

Die Arbeit mit Bewertungsskalen

Es gibt eine Reihe von Bewertungsskalen für die klinische Beurteilung von Tics, die bei der Diagnose helfen und die auch nützlich sind, um Fortschritte zu beobachten. Sie sind außerdem für die Forschung hilfreich.

Weitere Ursachen für Tics

In ähnlicher Weise wie Zwangsverhalten (OCD) und Hyperaktivität (ADHS) kommen Tics auch bei anderen neuropsychiatrischen Erkrankungen vor, beispielsweise bei Schizophrenie oder bei Störungen im autistischen Spektrum.

Tics sind auch Begleiterscheinungen anderer Erkrankungen (Kumar & Lang, 1997). Dies sind jedoch keine häufigen Krankheiten, und für gewöhnlich kann man sie durch ihre spezifischen Symptome leicht vom Tourette-Syndrom unterscheiden. Einige Beispiele:

- ➢ Infektionen, die (selten) zu Tic-Störungen führen, sind: Chorea Sydenham (Streptokokken-Infektion), Creutzfeldt-Jakob-Krankheit, Neurosyphilis und verschiedene Formen von Enzephalitis.
- ➢ Vergiftungen, z.B. durch Kohlenmonoxyd, können Tics auslösen. Das Gleiche gilt für Unterzuckerung.
- ➢ Medikamente wie Psychopharmaka, Antidepressiva, Lithium, Stimulanzien (Methylphenidate wie Ritalin) und Antiepileptica.
- ➢ Vererbbare Krankheiten, die mit Tics einhergehen, wie: Chorea Huntington, Tuberöse Sklerose, Morbus Wilson und Chromosomenstörungen wie das Down-Syndrom, Klinefelter Syndrom und Fragiles X-Syndrom.
- ➢ Kopfverletzungen und zerebrovaskuläre Verletzungen.

2 Psychologische und medizinische Behandlung

Bei Tic-Störungen und beim Tourette-Syndrom ist meist keine medizinische Behandlung erforderlich. Normalerweise reicht es aus, das Kind und die Familie ausführlich über die Krankheit zu unterrichten und die Betroffenen zu beruhigen. Darüber hinaus kann es sehr entscheidend sein, auch Verwandte der Familie, Lehrer des betreffenden Kindes und die Nachbarschaft zu informieren. Wenn die Tics allerdings schmerzhaft sind, eine große psychische Belastung darstellen oder sich negativ auf das Leben des Kindes auswirken, ist medizinische Intervention erforderlich.

Man sollte nicht versuchen, die Tics verschwinden zu lassen, sondern die mit den Tics verbundenen Schmerzen und Peinlichkeiten zu verringern. Das betroffene Kind sollte seine Tics möglichst gut kontrollieren können, damit es so normal wie möglich leben kann.

Medizinisch wird die Krankheit heute hauptsächlich mit Medikamenten behandelt. Auch durch psychologische Beratung und Therapie kann man die Intensität und Häufigkeit der Tics vermutlich reduzieren, aber auf diesem Gebiet sind Forschung und Veröffentlichungen recht spärlich. Auch die Begleiterkrankungen wie Hyperaktivität (ADHS, Aufmerksamkeits-Defizit-Hyperaktivitäts-Syndrom) und Zwangsstörungen sollten mehr beachtet werden. Eltern und Fachleute sollten andere Möglichkeiten der Beeinflussung von Tics und Tourette-Syndrom propagieren, beispielsweise Verfahren zum Umgang mit Aggression, zur Unterstützung beim Lernen und zur Förderung des Selbstwertgefühls. Um diese Themen wird es in den folgenden Kapiteln gehen.

Beruhigung und Vermittlung von Wissen

Sobald die Diagnose Tourette-Syndrom gestellt wurde, ist es wichtig, die Familie über die Ursachen der Krankheit und die damit verbundenen Symptome genau zu informieren. Tics variieren bezüglich Körperregion, Häufigkeit und Intensität, und es ist normal, dass sie in unterschiedlicher Weise auftauchen und wieder verschwinden. Es ist besonders wichtig, Familienmitglieder und Lehrer darauf hinzuweisen, dass Tics keine mutwilligen Verhaltensweisen sind. Eine hilfreiche Analogie ist das Augenzwinkern. „Wir alle sind in der Lage, für eine gewisse Zeit lang das Zwinkern zu verhindern, aber irgendwann werden wir unweigerlich nachgeben und blinzeln" (Peterson & Cohen, 1998).

Den Familien sollte ein umfassendes Bild der medizinischen Ursachen des Tourette-Syndroms vermittelt werden. Das macht u.a. deutlich, dass solche Kinder keine wirkliche Kontrolle über ihre Tics haben. Für manche Familien ist es auch beruhigend, dass das Tourette-Syndrom durchaus keine seltene Krankheit, sondern eine der häufigeren Tic-Störungen ist.

Die Familien sollten zudem wissen, dass die Prognose eines Kindes nicht in erster Linie von der Schwere der Tics abhängt. Wichtig ist auch das Verständnis der Eltern und der Schule für die Krankheit. Auch das Selbstwertgefühl des Kindes und seine Fähigkeit, mit sich und seiner Welt zurechtzukommen, sind bedeutsam für seine weitere Entwicklung.

In leichteren Fällen reichen Diagnose und Beratung aus, sofern das Kind und seine Familie ohne weitere Intervention oder Behandlung mit den Tics umgehen können. Wenn eine Behandlung erforderlich ist, können Verhaltenstherapie oder Medikamente eingesetzt werden.

Psychotherapeutische Methoden

Nur wenige Studien konnten nachweisen, dass psychotherapeutische Methoden Tics tatsächlich reduzieren können (Robertson, 2000). Diese Ergebnisse basieren zudem auf sehr geringen Patientenzahlen. Zudem gibt es auch nur wenige Therapeuten, die auf Tics spezialisiert sind. Viele Eltern würden vermutlich gern den Einsatz von Medikamenten vermeiden. Dennoch hat sich bisher Psychotherapie als Behandlung des Tourette-Syndroms nicht durchgesetzt. Dabei sind einfache psychologische Techniken bei leichteren Tics völlig ausreichend oder können die Medikamente zumindest sinnvoll ergänzen.

Da Stress Tics auslösen bzw. verstärken kann, ist es sinnvoll, zunächst Stressfaktoren für das Kind zu reduzieren. Mit einer psychologischen Befragung können Faktoren ermittelt werden, die die Tics verschlimmern. Verstärken sich die Tics beispielsweise an bestimmten Orten, etwa auf dem Schulhof, zu Hause oder im Supermarkt? Haben die Tics ein zeitliches Muster, sind sie am Morgen vielleicht schlimmer als am Abend oder umgekehrt? Treten sie verstärkt an Schultagen auf oder eher am Wochenende? Die meisten Tics des Tourette-Syndroms zeigen zwar keine bestimmten Muster, aber meist werden sie durch Stress verstärkt. Wenn man die Stress auslösenden Situationen kennt, kann man Strategien entwickeln, um den Stress zu reduzieren.

Wie bei allen Therapien ist es ratsam, vor einer Behandlung zunächst die Häufigkeit und Intensität der Tics festzustellen.

Johns Tics waren frühmorgens an Schultagen besonders heftig und ließen im Laufe des Tages an Intensität nach. Zuerst vermutete man, John mache sich Sorgen wegen seiner Leistungen im Unterricht. Nachfragen ergaben aber, dass es nicht der Unterrichtsstoff war, der für morgendlichen Stress sorgte, sondern die Tatsache, dass er den ganzen Vormittag still auf seinem Stuhl sitzen musste. Sein Platz befand sich in der Mitte der Klasse, und dort fühlte er sich oft beengt und eingesperrt und hatte ständig Angst, die Kontrolle über seine Tics zu verlieren. Er war befangen und hatte das Gefühl, ständig von Mitschülern und Lehrern angestarrt zu werden.
Nachdem man dies herausgefunden hatte, schlug der Schulpsychologe vor, John einen Platz nahe der Tür, am Rand der Sitzreihen zu geben. So konnte er, wenn er wollte, jederzeit den Klassenraum verlassen, ohne dabei allzu viel Unruhe zu verursachen. Danach ließen Johns Tics am Morgen merklich nach, denn er konnte dem Schultag entspannter entgegensehen.

Entspannung

Es ist besonders wichtig, dass ein Kind mit Tics lernt, sich zu entspannen. Dabei können ganz einfache Dinge helfen, wie beispielsweise eine Massage, ein Bad oder Musikhören. Entspannung in Kombination mit Konzentration auf unterhaltsame Dinge wie ein Computerspiel oder eine Fernsehsendung kann die Stärke der Symptome deutlich reduzieren.

Bewegung

Vielen Kindern hilft Bewegung. Das Austoben aufgestauter Energie, herumtoben in der Hofpause oder nachmittags auf dem Spiel- oder Sportplatz kann helfen, die Tics zu reduzieren. Auch ein Box-Sack ist ein einfaches und geeignetes Mittel, um Energie und Wut abzulassen.

Computerspiele und Phantasiereisen

Viele Eltern haben beobachtet, dass die Tics ihres Kindes manchmal für einige Zeit völlig verschwinden, wenn es ganz konzentriert ist, sich beispielsweise in ein Computerspiel vertieft. Der Grund dafür ist unbekannt, vermutlich liegt es aber an der konzentrierten visuellen Aufmerksamkeit auf den Computerbildschirm. Phantasiereisen, die auch die Tics zum Verschwinden bringen können, funktionieren nämlich ganz ähnlich wie Computerspiele. Man lenkt dabei die Aufmerksamkeit des Kindes auf entspannende, angenehme Phantasiebilder.

Man fordert das Kind beispielsweise auf, sich einen einsamen Strand vorzustellen, wo die Wellen leise plätschernd über den Strand schwappen. Dort soll es sich in den Sand legen und entspannen. Spezielle CDs können solche Phantasiereisen sehr gut unterstützen.

Den Tic „üben“

Manchen Kindern hilft es, wenn sie ihre Tics morgens vor der Schule oder während der Pausen regelrecht „üben“. Wenn ein Kind beispielsweise einen Tic hat, bei dem es die Schultern rollt, kann es an einem unbeobachteten Ort ein paar Mal aktiv die Schultern rollen. Dies führt dazu, dass der Tic selbst eine Weile nicht auftritt, wodurch dem Kind eine ruhige Zeit beschert wird. Dieses Üben kann vor stressigen Situationen wie Prüfungen oder einem öffentlichem Auftreten besonders sinnvoll sein.

Veränderung von Gewohnheiten

Diese Methode wurde von Azrin und Nunn (1973) entwickelt und besteht aus fünf Komponenten.

1. Genaue Beobachtung und Aufzeichnung der Tics.
2. Das Kind lernt, sich aufmerksam auf seine Tics zu konzentrieren und auf jedes Detail zu achten.
3. Eine alternative Reaktion auf den Tic „erfinden“, beispielsweise die Anspannung des Nackens statt eines Kopfnickens.
4. und 5. Bei der vierten und fünften Komponente geht es um Entspannung und Motivationstraining.

Der Schwerpunkt liegt auf Punkt drei, der Wahl einer alternativen, sozial verträglicheren Reaktion. Man ersetzt also den motorischen Tic durch eine andere Art von Bewegung, zum Beispiel eine Faust machen statt sich an den Haaren ziehen.

Ursprünglich sollte der Tic durch eine konkurrierende, gegensätzliche Bewegung ersetzt werden. Beispielsweise kann ein gleichmäßiges, leichtes Augenzwinkern Tics mit starkem Zwinkern ersetzen. Allerdings hat sich gezeigt, dass diese Technik den Tic zwar verhindern kann, jedoch oft zu Spannungen und Unbehagen führt.

Eine bessere Methode der Tic-Reduzierung besteht darin, den vorausgehenden sensorischen Reiz für einen Tic herauszufinden, um dann den betreffenden Muskel aktiv entspannen zu können (Evers & van de Wetering, 1994; O'Connor & Gareau, 1994).

Medikation

Es gibt keine „Wunderkur" gegen Tics. Medikamente können helfen, die Intensität der Tics zu verringern. Dass Medikamente die Tics gänzlich verschwinden lassen, ist jedoch unwahrscheinlich. Medikamente sollen dem Kind ermöglichen, sein Leben zu Hause und in der Schule mit so wenig Unannehmlichkeiten wie möglich zu meistern. Mehr sollten auch die Eltern nicht erwarten. Eltern und Ärzte sollten wissen, dass manche Kinder gar nicht auf Medikamente ansprechen.

Zu Anfang sollten immer die niedrigsten Dosierungen gegeben werden. Die Dosis sollte nur allmählich erhöht werden, bis sich die erwünschte Wirkung einstellt. Dabei ist vor allem auf Nebenwirkungen zu achten. Kinder und Eltern müssen auch wissen, dass die Tics unabhängig von den Medikamenten zu- und abnehmen können. Eine Verbesserung kann also auch durch die natürliche Schwankung der Symptom-Intensität verursacht sein.

Die Hauptgruppe der bei Kindern angewandten Medikamente sind Neuroleptika (Haloperidol, Pimozide, Sulpiride und Risperidone) und Clonidin. Bisher gibt es kein gesichertes Wissen, welches dieser Mittel gewählt werden sollte. Meist werden die Medikamente nach der Erfahrung des jeweiligen Arztes und dem Nebenwirkungsprofil des Patienten verordnet. Wenn ein Mittel nach einer gewissen Zeit nicht die erwartete Wirkung zeigt, wird meist eines der anderen gewählt.

Es folgen kurze Beschreibungen der oben genannten Medikamente und ihren Nebenwirkungen. Ärzte sollten bei der Verschreibung immer die aktuellen Produktinformationen berücksichtigen.

Neuroleptika

Die Gruppe der Neuroleptika wird meist bei Erwachsenen mit psychotischen Erkrankungen wie Schizophrenie und Manischer Depression angewendet. Sie waren außerdem die ersten Medikamente, mit deren Hilfe sich die beim Tourette-Syndrom auftretenden Tics reduzieren ließen. Durch die Beeinflussung der Dopaminübertragung im Gehirn werden Dopaminrezeptoren blockiert. Man nennt Neuroleptika daher auch Dopamin-Rezeptorenblocker.

Nebenwirkungen von Neuroleptika

Als Nebenwirkungen können Bewegungsstörungen wie akute Dystonie (anhaltende Muskelkontraktionen) und Akathisie (motorische Unruhe – tritt meist bereits nach den Anfangsdosen auf) auftreten. Eine Langzeiteinnahme kann zu Tardiver Dyskinesie (rhythmische, unwillkürliche Bewegungen von Zunge, Gesicht und Kiefer) führen. Es gab Fälle, bei denen diese Nebenwirkungen bereits nach kurzer Behandlung mit niedrigen Dosen eintraten. Hauptrisiko ist die Tardive Dyskinesie, da sie auch nach dem Absetzen des Medikamentes irreversibel sein kann. Hier ist also größte Vorsicht angebracht. Manche Hersteller empfehlen ein Absetzen des Medikamentes bereits beim geringsten Anzeichen einer Tardiven Dyskinesie, meist sind das ganz leichte Zungenbewegungen.

Dystonie, Akathisie, Tardive Dyskinesie und Parkinsonsymptome (Zittern, schwankender Gang) sind bekannt als Gruppe der „extrapyramidalen Symptome“. Ärzte sollten bei Kontrolluntersuchungen stets auf Bewegungsunsicherheiten der Patienten achten.

Andere Nebenwirkungen sind Hypotonie (abnorm niedriger Blutdruck), Schläfrigkeit, trockener Mund, Verstopfung und verschwommenes Sehen. In manchen Fällen können Sozial- und Schulphobie auftreten, die aber nach Absetzen des Medikamentes wieder verschwinden. Amenorrhoe (Ausbleiben der Menstruation), Galactorrhoe (exzessive Milchabsonderung) und Gynaecomastie (Vergrößerung der Brüste) sind ebenfalls mögliche Nebenwirkungen von Neuroleptika.

Das Maligne Neuroleptische Syndrom ist eine seltene, aber potentiell schwerwiegende Nebenwirkung beim Einsatz von Neuroleptika. Es handelt sich um eine Überempfindlichkeit gegenüber Neuroleptika, die sich in Muskelsteifheit, Fieber, schwachem Blutdruck, Schweißausbrüchen, Inkontinenz und Bewusstseinsschwankungen äußert. Bluttests zeigen einen erhöhten Kreatinphosphokinase-Spiegel (ein Enzym, das im Muskel enthalten ist und in den Blutkreislauf abgegeben wird, sobald ein Muskel verletzt ist). In diesem Fall müssen die Neuroleptika sofort abgesetzt werden. Kühlung und die Gabe von Bromokryptin und Amantadin können helfen, die Symptome zu lindern.

Haloperidol

Handelsnamen: Buteridol, Duraperidol, Haloperidol-ratiopharm, Serenace, Serenase

Hierbei handelt es sich um ein Butyrophenon-Derivat, das durch Blockierung der Dopamin-Rezeptoren im Gehirn wirkt. Es wird in vielen Ländern gegen Tics verschrieben und soll die Schwere der Tics bei 70 % der Patienten verringern. Trotz seiner hohen Wirksamkeit ist wegen der Gefahr von schweren Nebenwirkungen Vorsicht angebracht, ganz besonders bei Langzeitanwendung.

Nebenwirkungen: siehe oben.

Pimozid

Handelsname: Orap

Pimozid ist ein Diphenylbutylpiperidin-Derivat, das häufiger in den USA als in Europa verschrieben wird. Es hat die Eigenschaft, Dopaminrezeptoren im Gehirn zu blockieren. Es hat sich gezeigt, dass es wirksamer ist als Haloperidol und ähnliche Nebenwirkungen haben kann, die aber seltener auftreten. Wegen der möglichen Nebenwirkungen auf das Herz-Kreislaufsystem wird Pimozid nicht zur Behandlung von Kindern empfohlen.

Nebenwirkungen

Pimozide erzeugen ähnliche Nebenwirkungen wie Haloperidol. Außerdem können sie eine Reihe kardiologischer Veränderungen verursachen, die elektrokardiografisch (EKG) beobachtet werden müssen. Es besteht darüber hinaus ein Risiko von Herzrhythmusstörungen. Es wird daher empfohlen, vor der Verordnung von Pimoziden ein EKG anfertigen zu lassen und dies regelmäßig zu kontrollieren.

Sulpirid

Handelsname: Dogmatil, Sulpirid, Sulpivert

Sulpirid ist ein substituiertes Benzamid. Es wird bisher hauptsächlich bei Erwachsenen angewandt, wird aber auch Kindern verschrieben, da es geringere Nebenwirkungen hat als Haloperidol.

Nebenwirkungen

Ähnlich wie bei Haloperidol, aber weniger extrapyramidale Symptome (siehe oben).

Risperidon

Handelsname: Risperdal

Risperidon ist ein Benzisoxazol-Derivat. Es wird als „atypisches" Neuroleptikum angesehen, im Gegensatz zu den „typischen" Neuroleptika Haloperidol und Pimozid (Dopamin-D2-Blocker).

Nebenwirkungen

Ähnliche Nebenwirkungen wie Haloperidol, aber weniger extrapyramidale Nebenwirkungen. Eines der Hauptrisiken für sowohl Erwachsene als auch Kinder ist eine starke Gewichtszunahme bereits bei geringer Dosierung.

Weitere Medikamente

Clonidin

Handelsnamen: Catapresan, Clonidin, Haemiton

Clonidin gehört zur Gruppe der Alpha-2-Adrenozeptor-Agonisten. Es wird hauptsächlich bei Migräne und Hypertonie (Bluthochdruck) angewendet. Seit einigen Jahren wird es vermehrt auch Kindern verschrieben, wegen der deutlich geringeren Nebenwirkungen als bei Neuroleptika. Besonders wirkungsvoll ist es bei Kindern mit zusätzlichen ADHS-Symptomen. Es wird empfohlen, vor Beginn der Einnahme den Blutdruck zu messen und regelmäßig zu kontrollieren, besonders bei Änderung der Dosierung.

Nebenwirkungen: Zu den möglichen Nebenwirkungen gehören Schläfrigkeit, Depression, niedriger Blutdruck, nächtliche Unruhe und das Raynaud-Syndrom (eine Durchblutungsstörung vor allem der Finger und Zehen, die sich durch kalte, blaue Extremitäten äußert).

Da der Blutdruck durch die Einnahme von Clonidin gesenkt wird, kann es bei plötzlichem Absetzen des Medikaments zu einem heftigen Anstieg des Blutdrucks kommen. Daher ist anzuraten, Clonidin nur allmählich abzusetzen.

Selten angewandte Medikamente

Dazu gehören Guanfacin, Clonazepam und Nikotin.

Medikation bei Tics und ADHS

Wie schon erwähnt ist Clonidin ein wirksames Medikament, wenn zusätzlich hyperaktive Symptome auftreten. Das Medikament kann die Hyperaktivität dämpfen, beeinträchtigt aber kaum die Konzentrationsfähigkeit.

Stimulierende Mittel wie Methylphenidat und Dexamphetamin können bei hyperaktiven Kindern in manchen Fällen auch Tics auslösen oder verstärken. Dennoch ist diese Nebenwirkung nicht unbedingt eine Kontraindikation für die Anwendung bei Kindern mit Tourette-Syndrom. Kinder können enorm davon profitieren, wenn ihre hyperaktiven Symptome reduziert werden. Das betreffende Kind und die Familie sollten aber die Einnahme unbedingt stoppen, wenn sich die Tics verschlimmern.

Medikation bei Tics und Zwangsverhalten

Um die spezifischen Symptome von Zwangsverhalten bei Kindern mit Tourette-Syndrom zu behandeln, empfiehlt sich die Einnahme von Serotonin-Wiederaufnahmehemmern wie Fluoxetin oder Sertralin.

3 Begleiterkrankungen

Kinder mit Tourette-Syndrom zeigen oft Begleitsymptome, die weitere teilweise unwillkürliche Verhaltensweisen mit sich bringen. Das können Zwänge und Manien sein oder auch Impulsivität und Hyperaktivität. In vielen Fällen sind diese Symptome so bestimmend, dass in der Regel eine weitere Erkrankung festgestellt wird. Die häufigsten Begleiterkrankungen des Tourette-Syndroms sind Zwangsstörungen (ZS) und Hyperaktivität (ADHS).

Zwangsstörungen (ZS)

Charakteristisch für Zwangsstörungen (ZS) sind ungewollte Gedanken oder Bilder (Zwangsvorstellungen) und unfreiwillige, sich wiederholende Handlungen und Rituale (Zwänge). Viele Menschen mit ZS-Symptomen zögern, Derartiges mitzuteilen oder Hilfe zu suchen, weil sie befürchten, nicht ernst genommen oder stigmatisiert zu werden.

In der Vergangenheit ging man davon aus, dass nur Erwachsene von Zwangsstörungen betroffen sind, aber Untersuchungen der letzten 15 Jahre haben ergeben, dass die Krankheit auch unter Kindern weit verbreitet ist. Eines von hundert Kindern ist betroffen (Heyman, Fombonne, Simmons, Meltzer & Goodman, 2001).

Noch ist umstritten, ob es sich bei den Zwangsstörungen in der Kindheit um exakt die gleiche Krankheit handelt wie bei Erwachsenen. Übereinstimmend ist, dass beide Altersgruppen in etwa denselben medizinischen Phänotypus aufweisen und beide Gruppen auf die gleiche medikamentöse Behandlung ansprechen. Dennoch zeigen neuere Studien (Geller et al., 1998), dass Zwangsstörungen in bestimmten Altersgruppen häufiger auftreten, mit einer ersten Spitze im Alter von zehn Jahren und dann wieder mit 21 Jahren. Wenn die Krankheit bereits früh ausbricht, sind überwiegend männliche Kinder betroffen, und es gibt eine häufige Komorbidität mit Tic-Störungen und mit dem Aufmerksamkeits-Defizit-Hyperaktivitätssyndrom (ADHS). Diese Besonderheiten finden sich auch bei anderen neurologischen Entwicklungsstörungen.

Klinische Merkmale

Sehr verbreitete Zwänge sind die Angst vor Vergiftung, „hamstern“, aggressive Zwangsvorstellungen und übermäßige Beschäftigung mit dem eigenen Körper (siehe Tabelle 3.1). Diese Gedanken werden in der Regel von den Betroffenen durchaus als subjektiv entstanden und irrational angesehen. Dies unterscheidet Zwangsstörungen von Wahnvorstellungen. Kleinere Kinder sind jedoch oft nicht in der Lage, beides deutlich zu unterscheiden.

Beispiele für Zwänge sind exzessives Waschen, ständiges Kontrollieren, Zählen und Wiederholen von Dingen (siehe Tabelle 3.1). Die ZS-Symptome teilt man in vier Hauptgruppen ein:

- ➢ Kontrollieren und Grübeln
- ➢ Symmetrie und Ordnung
- ➢ Angst vor Vergiftung oder Ansteckung
- ➢ Hamstern

Vorraussetzung für eine klinische Diagnose ist eine echte Beeinträchtigung durch die ZS-Symptome, sofern sie viel Zeit in Anspruch nehmen sowie Stress und Behinderungen im täglichen Leben verursachen.

Tabelle 3.1: *Verbreitete Zwänge und Zwangsvorstellungen*

Obsessionen	Zwänge
Sexueller Art	Waschen
Den eigenen Körper betreffend	Kontrollieren
Religiöser Art	Wiederholen
Vergiftung (Ansteckung)	Sicherheitsbedürfnis
Aggression	Zählen
Hamstern	Ordnen
„Magische“ Gedanken	Sortieren
	Hamstern

Man sollte bei der Beurteilung von Zwangsstörungen nicht vergessen, dass kleine Kinder zwischen zwei und sechs Jahren eine Phase durchlaufen, in der Rituale eine große Rolle spielen. Kindheitsrituale unterscheiden sich deutlich von Zwangsstörungen, weil den Ritualen keine Zwangsvorstellungen zugrunde liegen. Die Kinder lassen sich in der Regel leicht davon ablenken und reagieren eher mit Ärger als mit Angst, wenn man sie daran hindert.

Zwangsstörungen und Tourette-Syndrom

Es gibt einige Untersuchungen über Zwänge und Zwangsvorstellungen von Kindern und Erwachsenen mit Tourette-Syndrom. Tics mit gleichzeitigen Zwangsstörungen sind bei männlichen Patienten häufiger als bei weiblichen, und die ZS-Symptome erscheinen meist zu einem frühen Zeitpunkt der Entwicklung (Leckman, Walker, goodman, Pauls & Cohen, 1994). Die Zwangsvorstellungen von Patienten mit Tic-Störungen waren überdurchschnittlich häufig mit aggressiven und sexuellen Obsessionen verbunden. Verschiedene Studien haben gezeigt, dass Patienten mit ZS ohne gleichzeitige Tics häufiger Zwangsgedanken über Vergiftungen oder Sauberkeit haben als Patienten mit ZS und gleichzeitigen Tics (George, Trimble, Ring, Sallee & Robertson, 1993; Holzer et al., 1994; Leckman et al., 1994/1995). Bei Zwangsstörungen, die mit Tics gekoppelt sind, geht es meist um Berührungs-, „Hamster"- und Zählrituale.

Diagnose

Man kann das Ausmaß der Zwangsvorstellungen mithilfe einschlägiger Instrumente (Tabellen und Fragebögen) messen.

Wissen über die Krankheit

Eine der wichtigsten Behandlungsmöglichkeiten ist die Vermittlung von Wissen über die Krankheit. Möglichst viel über Zwangsstörungen zu wissen gibt den Betroffenen das Gefühl, die Krankheit unter Kontrolle zu haben. Eine ausführliche Erklärung der medizinischen Grundlagen von Zwangsstörungen ist meist eine große Hilfe. Eltern können dann einsehen, dass ihr Kind nicht „unartig" ist. Manchmal sind die betroffenen Kinder und ihre Eltern völlig beruhigt, wenn man ihnen die Krankheit einmal genau erklärt hat, und brauchen keine weitere Beratung.

Beratung von Kindern und Erwachsenen

March und Mulle haben eine Verhaltenstherapie für Kinder mit Zwangsstörungen entwickelt. Eine deutsche Version findet sich in der Arbeit von G.H. Moll und A. Rothenberger (2000). Die Techniken beinhalten u. a.:

- Wahrnehmen der Zwangsstörung.
- Entwicklung von Taktiken und Strategien (eines „kognitiven Werkzeugkastens"), um dem Auftreten der Zwangsstörung vorzubeugen. Dabei wird der Patient mit seinen Angst auslösenden Situationen konfrontiert, ohne darauf mit seinen üblichen Ritualen reagieren zu dürfen. Stattdessen soll er sich beispielsweise gut zureden, sich Mut zusprechen und die beängstigende Situation logisch betrachten.
- Das Vertrauen in die Wirksamkeit der Vorbeugung verstärken.
- Gemeinsam mit dem Kind die Wichtigkeit der einzelnen Obsessionen und Zwänge klären, damit sie besser zu bewältigen sind.
- Anwendung der neuen Verhaltensweisen in Realsituationen, die das Kind selbst auswählen kann, wobei es von den Eltern unterstützt werden sollte.

Beratung der Familie

Die Familien sollten das Kind dabei unterstützen, seine Zwangsstörung zu vermeiden.

Oft werden Familienmitglieder in die Rituale und Routinen der von Zwangsstörungen betroffenen Kinder einbezogen und tragen damit unfreiwillig zur Verfestigung der Symptome bei (Waters, Barrett & March, 2001). Darum sind familienbezogene Interventionen effektiver und dauerhafter als Interventionen, die sich nur auf das betroffene Kind richten. Damit lässt sich Kritik am Kind in der Familie verhindern, die die Behandlungserfolge gefährden und auch Rückfälle auslösen könnte (Chambless & Steketee, 1999). Zudem ist es wahrscheinlich, dass in der Familie eines Kindes mit Zwangsstörungen weitere Familienmitglieder betroffen sein können. Deshalb kann eine Behandlung des betroffenen Kindes auch hilfreich für andere, potenziell gefährdete Familienmitglieder sein.

Die Beratung der Familie befasst sich mit allen Auswirkungen der Zwangsstörung auf das Familienleben. Mit Kommunikationstraining und Vermittlung von Wissen über die Erkrankung kann man die Familie beim richtigen Umgang mit den Symptomen unterstützen und ein positives Familienleben fördern. Die Familie in eine Verhaltenstherapie einzubeziehen ist durchaus effektiv. Diese Therapie kann mit dem betroffenen Kind und seiner Familie durchgeführt werden oder auch in einer Gruppe.

Medikation

Derzeit sind die gebräuchlichsten Medikamente selektive Serotonin-Wiederaufnahmehemmer wie Sertraline und Fluoxetine. Nebenwirkungen dieser Medikamente sind Übelkeit, Kopfschmerz, Störungen im Magen-Darm-Trakt, Schlafstörungen und Unruhe. Andere Mittel enthalten Clomipramin, ein trizyklisches Antidepressivum, ebenfalls ein Serotonin-Wiederaufnahmehemmer. Auch dieses Medikament hat Nebenwirkungen: Trockener Mund, Schwindelgefühle, Zittern, Verstopfung und Magen-Darm-Beschwerden. Es ist wichtig, dass die Familie des betroffenen Kindes über mögliche Nebenwirkungen informiert ist.

Wenn das Kind auf ein bestimmtes Medikament auch nach zehn bis zwölf Wochen nicht anspricht, kann man es mit einem anderen versuchen. Einige Kindern reagieren weder auf Verhaltenstherapie noch auf Medikamente. In solchen Fällen kann man die Behandlung mit einer niedrigen Dosis Neuroleptika (siehe Kapitel 2) versuchen.

Die medikamentöse Behandlung von Kindern mit Zwangsstörungen dauert in der Regel 12 bis 18 Monate.

Zusammenarbeit mit Schulen und anderen Institutionen

Zwangsstörungen können sich auf die Mitarbeit des betroffenen Kindes in der Schule und bei seinen Hausaufgaben auswirken. Kinder mit Kontrollritualen beispielsweise werden vielleicht eine einzige Zeile in einem Text wieder und wieder lesen, so lange, bis es „genau richtig“ ist. Ein anderes Kind muss jedes Mal ein Zählritual absolvieren, bevor es sich im Klassenraum hinsetzen kann. Wenn sich so etwas negativ auf die schulischen Leistungen auswirkt, sollten die Eltern oder evtl. auch ein Arzt (mit Zustimmung der Eltern und des Kindes) dem Lehrer detailliert die Schwierigkeiten des Kindes schildern.

Kinder

Selbsthilfegruppen für Kinder mit Zwangsstörungen sind eine wichtige Methode, um die Aufmerksamkeit und die Kenntnisse über Zwangsstörungen zu verbessern. Zudem erfahren betroffene Kinder, die häufig isoliert sind, eine dringend notwendige psychologische Unterstützung durch die Gruppe.

Kinder mit Zwangsstörungen und ihre Familien benötigen viel Unterstützung. Sie sollten sich an öffentliche und private Organisationen wenden, die Hilfe bei Zwangsstörungen anbieten.

Aufmerksamkeits-Defizit-Hyperaktivitäts-Syndrom (ADHS)

Die wichtigsten Symptome des Aufmerksamkeits-Defizit-Hyperaktivitäts-Syndroms (ADHS) sind Unaufmerksamkeit, Hyperaktivität und Impulsivität. Sie zeigen sich bereits in einem frühen Lebensalter. Diese Symptome sind nicht ungewöhnlich bei Kindern, aber wenn sie in extremer Form auftreten, können sie zu einer starken Beeinträchtigung werden.

Die ersten Symptome von ADHS zeigen sich vor dem siebenten Lebensjahr und dauern bis zur Pubertät oder auch bis ins Erwachsenenalter an, in manchen Fällen sogar das ganze Leben lang. Sie können zur Störung der Beziehungen zu der Familie und zu Freunden führen. Es besteht ein hohes Risiko sozialer Isolation. Im ungünstigsten Fall kann die Störung zu Straftaten, unsozialem Verhalten oder Schulversagen führen.

Die Angaben über die Häufigkeit von ADHS variieren in Abhängigkeit von der angewandten Untersuchungsmethode, den diagnostischen Kriterien und der Zusammensetzung der untersuchten Gruppe. Die meisten Untersuchungen schätzen die Häufigkeit auf zwischen fünf und zehn Prozent bei Jungen und drei bis vier Prozent bei Mädchen (Dulcan, 1997). Je älter die untersuchte Gruppe, desto geringer sind die Häufigkeiten.

Allgemeine Merkmale

Die Hauptmerkmale sind Konzentrationsstörungen, wie leichte Ablenkbarkeit, ständiges Verlieren von Dingen, Nichtbeenden von Aufgaben, aber auch Probleme mit Impulsivität und Hyperaktivität, wie ständiges Ins-Wort-Fallen, Zappeligkeit und ständiges In-Bewegung-Sein. Siehe Tabelle 3.2.

Die Merkmale von ADHS variieren von Kind zu Kind. Sie haben Auswirkungen auf alle Lebenssituationen, d. h., die betroffenen Kinder haben sowohl zu Hause als auch in der Schule Schwierigkeiten.

Ein Großteil der Kinder mit ADHS ist hyperaktiv. Hyperaktivität ist eine Form motorischer Aktivität bei Kindern, die sich exzessiv und der Situation unangemessen äußert. Was als hyperaktiv bezeichnet wird, hängt von Alter und Entwicklungsstand des Kindes ab. Im Vorschulalter rast das Kind ständig herum und klettert auf Möbel. Die Eltern bekommen ständig aus dem Kindergarten zu hören, wie laut und wild es sich aufführt. Die Lehrer in der Schule beschreiben das Kind als zappelig, es kippelt mit dem Stuhl, ist unruhig und nicht imstande, ruhig auf seinem Stuhl sitzen zu bleiben. Es lässt sich leicht von den kleinsten Dingen ablenken. Es verliert oft Dinge wie Schulsachen, Turnzeug und persönliche Dinge.

Tabelle 3.2: *Klinische Merkmale von ADHS*

- Kein Blick für Einzelheiten
- Kurze Aufmerksamkeitsspanne
- Scheint nicht zuzuhören
- Bringt Aufgaben nicht zu Ende
- Mangelnde Selbstorganisation
- Vermeidet Aufgaben, die anhaltende geistige Anstrengung erfordern
- Verliert ständig Dinge
- Leicht ablenkbar
- Scheint vergesslich
- Ständig zappelig
- Kann nicht stillsitzen
- Rennt und klettert exzessiv und ständig
- Spielt sehr geräuschvoll
- Ständige Hyperaktivität, ungeachtet der Situation
- Platzt mit Antworten heraus, bevor die Frage vollständig gestellt wurde
- Kann nicht warten, bis es an der Reihe ist
- Unterbricht Gespräche und Spiele anderer
- Redet extrem viel

Hyperaktive Kinder haben häufig Einschlafschwierigkeiten. Sie brauchen oft weniger Schlaf als gleichaltrige Kinder und wachen daher meist früh auf.

Die Impulsivität des Kindes führt zu Leichtsinn und Unfällen. Soziale Regeln werden oft nicht beachtet.

Andere Merkmale sind emotionale Erregbarkeit und häufige Wutanfälle. Das Kind will mit seinem Verhalten Aufmerksamkeit auf sich lenken und ist durch Strafen und andere soziale Maßnahmen kaum zu beeindrucken.

ADHS und Tourette-Syndrom

ADHS tritt bei vielen Kindern mit Tourette-Syndrom auf. Studien zeigen Schwankungen zwischen 21 bis 90 Prozent in unterschiedlichen Populationen (Robertson, 2000). Vermutlich sind es vor allem ADHS-Symptome, die den

Kindern mit Tourette-Syndrom große Schwierigkeiten bereiten. Aus diesem Grund gibt es vermutlich in klinischen Studien besonders viele Kinder mit beiden Erkrankungen.

Beeinflussung von ADHS und Behandlung der Betroffenen

Vermittlung von Wissen

Sobald die Erkrankung festgestellt wurde, sollte man dies dem betroffenen Kind und seinen Eltern mitteilen und sie umfassend über ADHS informieren. Informationsblätter und Telefonnummern von Selbsthilfegruppen sind meist hilfreich.

Psychosoziale Interventionen

Die Eltern aufzuklären und ihnen einfache Verhaltensregeln zu empfehlen, hilft den Familien, mit dem hyperaktiven Kind besser zurechtzukommen. Man sollte den Eltern mitteilen, dass:

- Verhaltensprobleme auftreten werden;
- man angemessenes Verhalten positiv verstärken sollte;
- man das Spielverhalten des Kindes verbessern sollte;
- man mit dem Kind besser kommunizieren kann, wenn man beispielsweise den Augenkontakt hält und zu viele Befehle vermeidet.

Maßnahmen in der Schule

Eine einfache Maßnahme besteht darin, das Kind im Klassenzimmer in die Nähe des Lehrers zu setzen, nicht ans Fenster und von anderen hyperaktiven Kindern entfernt. Die schulische Arbeit des Kindes sollte in kleine Portionen aufgeteilt werden, sodass das Kind damit fertig werden und gemeinsam mit den Klassenkameraden arbeiten kann.

Maßnahmen zu Hause

Ermahnungen und Kontrolle des Verhaltens sind vor allem in den weniger massiven Fällen durchaus wirksam. Jedoch müssen auch solche Maßnahmen konsistent über einen längeren Zeitraum hinweg eingesetzt werden.

Beeinflussung des Verhaltens

Lob und Belohnungen der Eltern sind wirksamer als Kritik oder Schimpfen, um ein erwünschtes Verhalten beim Kind zu erreichen (dass das Kind beispielsweise bei einer Aufgabe bleibt und sie zu Ende führt). Es ist wichtig, realistische Erwartungen an das Verhalten zu haben. Wenn sich ein Kind beispielsweise höchstens zwei Minuten konzentrieren kann, sollte es bereits gelobt werden, wenn es auch nur drei Minuten bei einer Aufgabe bleibt. Die Verstärkung gewünschten Verhaltens sollte klar sein und direkt auf das Verhalten folgen. Diese Maßnahmen können manchmal durch eine gleichzeitige Behandlung mit Medikamenten verstärkt werden.

Medikation

Stimulierende Medikamente wie Dexamphetamine können verwendet werden, um ADHS zu beeinflussen. Andere Studien haben gezeigt, dass Methyiphenidate Kindern mit ADHS wirksam helfen können. Die wichtigsten Nebenwirkungen dieser Medikamente sind Appetitlosigkeit, Schlafstörungen und das Auftreten von Tics.

Clonidine (vgl. Kapitel 2) sind bei Kindern mit ADHS und Tics hilfreich, vor allem wenn es auch Einschlafprobleme gibt. Andere Medikamente, die eingesetzt werden könnten, sind trizyklische Antidepressiva (Taylor et al.,1998).

Wenn hyperaktive Kinder mit Medikamenten behandelt werden, sollten die Nebenwirkungen regelmäßig überwacht werden. Eine Probezeit von zwei Wochen, um die richtige Dosis einzustellen, reicht normalerweise, um festzustellen, ob das Kind auf das Medikament gut anspricht. Es gibt Einschätzungsskalen für Eltern und Lehrer, um die Wirkung eines Medikaments zuverlässig festzustellen. Wenn eine wirksame Dosis eingestellt wurde, sollten monatliche Kontrollen vereinbart werden.

Ernährung

Einige Eltern nehmen an, dass bestimmte Nahrungszusätze die Hyperaktivität ihrer Kinder verstärken. Eltern sollten daher die Reaktionen ihrer Kinder auf Nahrungszusätze beachten und unzuträgliche Nahrungsmittel vermeiden. Man sollte jedoch sicherstellen, gegebenenfalls durch Beratung, dass das Kind auch angemessen ernährt wird. Zurzeit gibt es nämlich keine gesicherten wissenschaftlichen Beweise dafür, dass Nahrungszusätze Hyperaktivität auslösen können.

Prognose

Wenn die Hyperaktivität von Kindern nicht angemessen berücksichtigt wird, ist es mehr als wahrscheinlich, dass sie etwas widerspenstig werden, während ihrer mittleren Kindheit herausforderndes Verhalten entwickeln und in der Jugend aus dem sozialen Rahmen fallen. Viele Kinder mit ADHS zeigen noch im Erwachsenenalter unsoziale Verhaltensweisen (Simonoff et al., 2004).

Hyperaktive Kinder können sehr leicht zu Schulversagern werden, was dann ihr Selbstbewusstsein beeinflusst und zu weiterem Versagen führt. 65 Prozent hyperaktiver Kinder zeigen Aspekte von ADHS. Diese Prognose kann sich weiter zuspitzen, wenn herausforderndes und aggressives Verhalten mit einem niedrigen IQ und mit sozialer Isolation gekoppelt ist (Dulcan, 1997).

Dass eine frühe Medikation diese Prognose nachhaltig verbessern kann, konnte bisher nicht nachgewiesen werden. Dennoch ist es wichtig, ADHS frühzeitig zu erkennen, sodass man beispielsweise Schulprobleme verhindern kann, die sonst zu einem niedrigen Selbstbewusstsein führen könnten.

Depression

Viele Kinder sind traurig und deprimiert, wenn sie etwas Bestürzendes oder Anstrengendes erleben. Diese Gefühle halten normalerweise nicht lange an. Wenn die Erlebnisse sich allerdings wiederholen und die Traurigkeit zur täglichen Erfahrung wird, kann das Kind an einer Depression erkranken. Die Hauptmerkmale kindlicher Depression sind:

- sich unglücklich und erbärmlich fühlen;
- die Freude an den üblichen Hobbys oder Interessen von Kindern fehlt;
- Schwierigkeiten, sich zu konzentrieren;
- sich zurückziehen;
- immer selbstkritischer werden und Schuld bei sich selber suchen;
- Müdigkeit und Energielosigkeit;
- sich immer stärker zurückziehen;
- sich hoffnungslos fühlen;
- suizidäre Gedanken.

Einige Studien haben gezeigt, dass Kinder und Erwachsene mit Tourette-Syndrom häufiger depressiv werden als eine Vergleichsgruppe ohne das Syndrom (Robertson, Banerjee, Hiley & Tannock, 1997; Wodrich, Benjamin & Lachar, 1997).

Es kann sein, dass die Depression eine direkte Folge der Tic-Störung ist, d. h. eine chronisch gewordene Erkrankung. Es kann aber auch sein, dass die Depression durch sekundäre Folgen der Tics, beispielsweise durch andauernde Schikanen verursacht wird.

Es ist wichtig, daran zu erinnern, dass es Medikamente zur Dämpfung von Tics und Tourette-Syndrom gibt (beispielsweise Clodine), die als Nebenwirkung depressive Gefühle auslösen können. Die Depression bessert sich, sobald solche Medikamente reduziert oder abgesetzt werden.

Bei Depressionen werden außerdem Beratung, Verhaltenstherapie, Psychotherapie und Antidepressiva eingesetzt.

Ängste

Kinder und Erwachsene mit Tourette-Syndrom haben häufig auch Erkrankungen, die Ängste auslösen wie paranoide Störungen, Panikattacken oder Phobien. Die Symptome sind u.a. übermäßige Unruhe oder verschiedene Ängste. Körperliche Anzeichen sind u.a. Atemlosigkeit, Herzklopfen, ein trockener Mund und Magenschmerzen. Mehrere Studien haben gezeigt, dass solche Ängste als Teil des Tourette-Syndroms Auswirkungen auf das tägliche Leben der Patienten haben (Comings & Comings, 1987; Robertson et al., 1997).

Schulphobie ist eine der Nebenwirkungen von Neuroleptika wie Haloperidol. Andere Nebenwirkungen der Neuroleptika wie Akathisie (Unruhe) können Angst und Nervosität imitieren.

Wut

Kinder mit Tourette-Syndrom, die stationär behandelt werden, berichten von wiederkehrenden Episoden explosiven Ärgers beziehungsweise von Wutanfällen (Budman, Brunn, Park, Lesser & Olson, 2000; Wand, Matazow, Shady, Furer & Staley, 1993). Solche Ereignisse beunruhigen vor allem die Eltern der betroffenen Kinder. Die Studien weisen darauf hin, dass hyperaktive oder zwangsgestörte Kinder mit Tourette-Syndrom häufiger von Wutepisoden berichten als andere Patienten.

Viele Eltern und Lehrer berichten, dass die betroffenen Kinder manchmal völlig unkontrolliert agieren, Dinge herumwerfen, schreien, treten und herumbrüllen. Ein solcher Wutausbruch kann von einem eher geringfügigen Ereignis ausgelöst werden und einige Zeit andauern.

Es ist unklar, was diese Wutepisoden verursacht. Es mag sein, dass das betreffende Kind mit aller Kraft und beinah verzweifelt versucht hat, seine Tics zu kontrollieren, und dennoch davon überwältigt wurde.

Manchmal ist es notwendig, andere Kinder und auch das Kind selbst vor den Folgen des Wutausbruchs zu schützen. Der beste Eingriff ist, dem Kind zu erlauben, einen sicheren Ort aufzusuchen. Es ist wichtig, dass dies kein kleiner und zu sehr einschränkender Raum ist. Ein solcher Ort könnte nämlich die Wut des Kindes weiter steigern.

Herausforderndes Verhalten

Herausforderndes Verhalten umfasst u.a. beharrlich widersetzliches Verhalten, häufiges Streiten mit Erwachsenen, in Rage geraten, andere absichtlich ärgern, sich weigern, den Bitten von Erwachsenen zu entsprechen. Solche Kinder lassen sich auch leicht von anderen ärgern und sind meist boshaft und unversöhnlich.

Diese Sammlung negativer Verhaltensweisen wird auch als „Oppositionelle Aufsässigkeits-Störung“ diagnostiziert. Ob das tatsächlich als separate Störung zu sehen ist, ist ungeklärt. Es gibt auch die Meinung, dass die genannten Symptome unterschiedliche Ursachen haben. Wenn ein Kind mit Tourette-Syndrom einige der genannten Merkmale aufweist, kann man überlegen, ob für das Kind ein „Etikett“ wie beispielsweise „Oppositionelle Aufsässigkeits-Störung“ wirklich hilfreich ist oder ob dies nicht eher schaden könnte. In jedem Fall brauchen das Kind und seine Eltern nachhaltige Unterstützung.

Schlafstörungen

Viele Kinder mit Tourette-Syndrom haben Schwierigkeiten beim Schlafen. Dabei geht es um Probleme beim Einschlafen, Trennungsängste am Abend und Schlafwandeln. Hyperaktivität des Kindes kann Schlafprobleme intensivieren und insbesondere das Einschlafen erschweren.

Schwerwiegende Schlafstörungen wirken sich auf das Familienleben aus und verschlechtern auch die Schulleistungen des betreffenden Kindes.

Elektroenzephalografische (EEG) Untersuchungen zeigen subtile Abweichungen in allen Phasen des Schlafes (Rothenberger et al., 2001). Kinder mit Tourette-Syndrom haben zudem gestörte Schlafmuster, die häufiger zum Aufwachen führen können (Kostanecka-Endress et al., 2003).

Andere Schwierigkeiten

Andere Schwierigkeiten von Kindern mit dem Tourette-Syndrom sind u.a. Probleme mit der Feinmotorik, die zu einer schlechten Handschrift führen, sowie soziale Probleme und gelegentlich auch selbstverletzende Verhaltensweisen.

4 Mit dem Tourette-Syndrom leben: Probleme für Eltern und Familienmitglieder

Sobald die Diagnose „Tourette-Syndrom" gestellt wird, durchleben die meisten Eltern sehr unterschiedliche Gefühle – Schock, Wut, Erleichterung, Ablehnung, Trauer und Schuldgefühle. Es gibt keine „richtige" Reaktion. Jeder reagiert auf seine eigene, individuelle Weise.

Viele Eltern haben schon vor der Diagnose geahnt, dass ihr Kind irgendwie anders ist. Es verhält sich beispielsweise anders als seine Geschwister. Die Eltern merken, dass ihr Kind unter Gleichaltrigen eine Außenseiterposition hat, und sie fragen sich, warum sie ständig müde und erschöpft sind. Vielleicht stellen sie neidvoll fest, dass ihre Freunde Kinder haben, die wohlerzogen und nicht so „schwierig" sind. Manche Eltern empfinden daher eine Art Erleichterung, wenn endlich eine Diagnose gestellt wird. Endlich gibt es einen Namen für dieses unbestimmte Gefühl, dass irgendetwas mit ihrem Kind nicht in Ordnung ist. Vielleicht überrascht es sie auch nicht, weil sie sich über die Symptome des Tourette-Syndroms bereits im Internet informiert und diese Diagnose erwartet haben (Anmerkung: Jeder kann im Internet absolut alles veröffentlichen – bitte bedenken Sie, dass nicht alles, was im Internet steht, der Wahrheit entspricht).

Doch auch Eltern, die sich sicher sind, dass ihr Kind am Tourette-Syndrom leidet, und die durch die Diagnose nur eine Bestätigung suchen, sehen mit Besorgnis einer Zukunft entgegen, in der sie ihr Kind ständig beschützen müssen.

Manche Eltern sehen ihr Kind plötzlich in einem neuen Licht und durchleben eine Phase der Trauer um das „perfekte Kind", das sie zu haben glaubten. Manche Eltern können die Diagnose auch kaum akzeptieren und bemühen sich um eine weitere Diagnose.

Es ist keine Seltenheit, dass Eltern in dieser Situation Zorn auf die Fachleute empfinden, besonders wenn sie schon unangenehme Erfahrungen hinter sich haben und beispielsweise die Probleme ihres Kindes als Erziehungsfehler abgetan worden sind. Tatsächlich mussten sich manche Eltern von Ärzten und Psychologen anhören, dass sie selbst die Probleme des Kindes verursacht hätten.

Manche Eltern befürchten das Schlimmste für ihr Kind, stellen sich vor, dass es gehänselt werden wird, dass es niemals einen Job bekommt, nie eine

Beziehung haben und dass sein Leben deprimierend sein wird. Solche Ängste sind völlig normal, doch die Eltern müssen sich irgendwann davon frei machen. Es braucht seine Zeit, mit all diesen Emotionen fertig zu werden, die Dinge zu akzeptieren und sich darauf einzustellen. Wenn Eltern den Austausch mit anderen in der gleichen Situation suchen und sich informieren, werden sie selbstbewusster und zuversichtlicher.

Es kommt auch vor, dass Eltern die Diagnose so sehr ablehnen und verleugnen, dass sie keinerlei Emotionen empfinden.

Schuldgefühle und Depression

Eltern von Kindern mit Tourette-Syndrom haben häufig Schuldgefühle wegen der Krankheit und der Verhaltensauffälligkeiten ihres Kindes. Bestimmt ist ihnen schon einmal gesagt worden, sie selbst seien schuld daran, dass ihr Kind so „unartig“ sei. Wenn die Menschen ein Kind sehen, das sich anders verhält als andere Kinder seines Alters, geben sie meistens sofort den Eltern die Schuld. Es fehlt auch nie an guten Freunden und Verwandten, die einem nur zu gerne erzählen, wie man sein Kind zu erziehen hat. Das ist in Ordnung, wenn es um ein „normales“ Kind geht. Viele Kinder mit Tourette-Syndrom verhalten sich impulsiv und zeigen andere typische Symptome des Aufmerksamkeits-Defizit-Hyperaktivitäts-Syndroms (ADHS). Die Verhaltensweisen dieser Kinder sind schwierig zu beeinflussen. Die Ratschläge hilfreicher Verwandter sind sicher gut gemeint, aber meist nutzlos.

Manche Eltern haben ein schlechtes Gewissen, da sie in der Vergangenheit ihr Kind für seine Tics bestraft haben, weil sie dachten, es würde absichtlich Fratzen schneiden oder Geräusche machen, um die Eltern zu ärgern. Vielleicht haben sie das Kind beschuldigt, es angeschrien oder ihm das Taschengeld entzogen. Eltern sollten sich wegen solcher Vorkommnisse nicht schuldig fühlen. Sie wussten einfach nicht, dass die Tics Teil einer psychischen Störung sind und das Kind sie nicht kontrollieren kann. Selbst wenn Eltern vom „Tourette-Syndrom“ gehört haben, kann falsches Verhalten vorkommen.

Manche Eltern, die gelesen haben, dass die Krankheit vererbt wird, fühlen sich deshalb schuldig. Möglicherweise beschuldigen sie den Partner oder die Partnerin, das „Tourette-Gen“ weitergegeben zu haben. Aber bisher hat noch niemand ein Gen gefunden, mit dem das Tourette-Syndrom vererbt wird. Zudem erben Kinder von ihren Eltern viele persönliche Eigenschaften wie Freundlichkeit, Geduld, Rücksicht und Intelligenz.

Eltern, die selbst am Tourette-Syndrom leiden, sind vielleicht überzeugt davon, ihrem Kind die Krankheit vererbt zu haben, auch wenn es bisher keinen Beweis dafür gibt. Solche Eltern wissen aber, wie man mit dem Tourette-

Syndrom leben kann, und sie können ihrem Kind vermitteln, wie man am besten mit der Krankheit umgeht und worauf man achten muss. Sie können sich gut in ihr Kind hineinversetzen und ihm Selbstvertrauen geben.

Wenn Eltern sich ständig als „schlechte Eltern" fühlen, die kein gutes Haar an sich lassen und sich oft mit Schuldgefühlen herumschlagen, sollten sie einen Arzt aufsuchen. Eltern mit andauernden Schlafstörungen und Appetitlosigkeit, Eltern, die vor lauter Schuldgefühlen nichts mehr zustande bringen, könnten an einer Depression leiden, die ärztlich behandelt werden sollte. Wenn die Depression nicht behandelt wird, kann sie negative Auswirkungen auf das Verhalten und das Selbstwertgefühl ihres Kindes haben.

Wenn die Eltern nicht dauernd mit ihren Schuldgefühlen beschäftigt sind, geht es den Kindern besser und sie sind auch einfacher zu erziehen.

Weitermachen

Es braucht Zeit, die Diagnose Tourette-Syndrom zu akzeptieren und sich darauf einzustellen. Dies geschieht nicht über Nacht. Es hilft, mit Menschen zu sprechen, die Ähnliches durchgemacht haben, oder den Kontakt zu einer Tourette-Syndrom-Selbsthilfegruppe zu suchen. Wissen ist Macht – es ist wichtig, sich mit Büchern und Zeitschriften so gut wie möglich über die Krankheit zu informieren.

Mit der Zeit werden die Eltern feststellen, dass das Tourette-Syndrom nicht so fürchterlich ist, wie sie ursprünglich gedacht hatten. Die Darstellung besonders bizarrer und spektakulärer Fälle in den Medien hat in der Öffentlichkeit ein falsches Bild entstehen lassen. Je mehr Eltern über die Krankheit lernen, und zwar auf ihre eigene Art, umso besser können sie ihre Situation beeinflussen. Dann wird das Tourette-Syndrom nicht ihr ganzes Leben bestimmen.

Wenn Eltern einiges gelesen haben, sind sie vermutlich bereits Experten für das Tourette-Syndrom und wissen möglicherweise mehr über die Krankheit als die behandelnden Ärzte. Niedergelassene Ärzte sind oft extrem überlastet, sodass neuere Informationen über das Tourette-Syndrom normalerweise sehr willkommen sind. Langfristig profitieren sicherlich auch andere Kinder davon, deren Diagnose schneller gestellt und denen besser geholfen werden kann.

Geschwister

Menschen reagieren unterschiedlich. Doch meist sind alle Geschwister betroffen, wenn eins von ihnen das Tourette-Syndrom hat. Wenn das erkrankte Kind zusätzlich ein hyperaktives Aufmerksamkeitsdefizit (ADHS-Symptome) zeigt, sind die Geschwister noch stärker betroffen.

Geschwister fühlen sich manchmal durch die sprachlichen Tics gestört oder ärgern sich, weil der kranke Bruder ihnen ständig Sachen wegnimmt. Sie spüren, dass Mama und Papa ihm mehr Aufmerksamkeit schenken und sie ihm mehr durchgehen lassen als den anderen Kindern.

Es ist wichtig, aufkeimende Feindseligkeiten unter den Geschwistern zu verhindern. Die Eltern sollten verhindern, dass ein Kind wegen des Tourette-Syndroms des Bruders nicht an einer Unternehmung teilnehmen kann oder ein Familienausflug wegen des „unmöglichen“ Verhaltens des kranken Kindes frühzeitig abgebrochen werden muss.

Eltern sollten den Geschwistern das Tourette-Syndrom erklären. Wenn die Kinder noch sehr klein sind, kann man die Tics gut als „Schluckauf im Kopf“ erklären. Man sollte auch immer wieder darauf hinweisen, dass der Bruder die seltsamen Geräusche nicht mit Absicht macht.

Alle Geschwister streiten, und Streit sollte man fair regeln. Eltern sollten wachsam sein, wenn ihr Kind mit Tourette-Syndrom beginnt außer sich zu geraten. Frühes Eingreifen erspart langfristig eine Menge Aufregung.

Da das Kind mit Tourette-Syndrom einen großen Teil der elterlichen Zeit beansprucht und zudem auch noch besondere Aufmerksamkeit von Lehrern und Ärzten bekommt, sollten Eltern bestimmte Zeiten ausschließlich für die Geschwister reservieren.

Was können Eltern zur Unterstützung der Geschwister tun?

- Machen Sie die Geschwister auf die guten Eigenschaften des Bruders aufmerksam.
- Geschwister müssen ihre Besitztümer in abschließbaren Schränken schützen können.
- Besorgen Sie den Geschwistern Ohrstöpsel.
- Wenn die Geschwister ihre Freunde mit nach Hause bringen, sorgen Sie dafür, dass der Bruder anderweitig beschäftigt und abgelenkt ist.
- Reden Sie mit den Geschwistern über die Krankheit des Bruders.
- Vereinbaren Sie, dass jedes Kind, das die Spielsachen eines anderen kaputt macht, sie auf jeden Fall ersetzen muss, beispielsweise indem es durch besondere Hilfe im Haushalt genug dazu verdient, um neues Spielzeug zu kaufen.

- Sorgen Sie dafür, dass jedes Geschwisterkind die Eltern mindestens einmal pro Woche ganz für sich allein hat. Das kann ein gemeinsamer Einkaufsbummel sein oder das abendliche Vorlesen von Geschichten.
- Nehmen Sie Kontakt zu einer Selbsthilfegruppe in Ihrer Nähe auf. Manche Gruppen bieten spezielle Treffen für Geschwister von Kindern mit Tourette-Syndrom an. In vielen Rundbriefen von Selbsthilfegruppen findet man Artikel von betroffenen Geschwistern.
- Loben Sie die Geschwister für ruhiges und geduldiges Verhalten gegenüber den Problemen ihres Bruders.

Verwandte

In den meisten Fällen sind einige Verwandte interessiert zu erfahren, was das Tourette-Syndrom bedeutet. Eltern können diesen Verwandten Informationen und Broschüren geben. Es mag aber auch Verwandte geben, die die Diagnose für falsch halten, sie ignorieren oder sich nicht damit befassen wollen, aus welchem Grund auch immer. Dies kann für Eltern sehr verletzend sein und ihnen das Gefühl geben, im Stich gelassen zu werden. Eltern sollten daher grundsätzlich nicht mit Verständnis und Mitgefühl ihrer Verwandten rechnen.

Manchen Verwandten wird man immer aufs Neue die Tics eines Kindes erklären müssen. Wenn dennoch Skepsis und Missbilligung anhalten, sollten die Eltern überlegen, ob sie ihrem Kind die Gesellschaft solcher Verwandten weiter zumuten wollen.

Andere Verwandte würde vielleicht gern helfen, wissen aber nicht, was sie tun können. Die Eltern sollten ihnen so viele Informationen wie möglich geben, über die Tics sprechen und klarstellen, dass das Kind keine Kontrolle über seine Tics hat. Eltern sollten die Verwandten bitten, das Kind so normal wie möglich zu behandeln und keine große Sache aus seinem Verhalten zu machen.

Versuchen Sie, ein möglichst gutes Verhältnis zu den Verwandten herzustellen. Das ist für ein Kind mit dem Tourette-Syndrom von besonderer Wichtigkeit, weil es in der Schule und Freizeit oft Außenseiter ist. Verständnisvolle Verwandte sind auch geeignete Babysitter.

Eltern und Partnerschaft

Es ist mehr als ermüdend, sich ständig um ein Kind mit dem Tourette-Syndrom kümmern zu müssen. Alle Kinder brauchen aber starke, belastbare Eltern. Das macht es so wichtig, dass die Eltern sich auch um sich selbst kümmern.

Wenn Eltern die Diagnose Tourette-Syndrom erfahren, haben viele das Gefühl, von da an eigene Interessen und Hobbys aufgeben zu müssen. Die Gründe dafür sind vielfältig, z.B. Schuldgefühle, finanzielle Befürchtungen oder das Gefühl, von nun an alle Energie für die Betreuung dieses Kindes einsetzen zu müssen. Wenn es irgend geht, sollten Eltern ihre Hobbys und Interessen jedoch beibehalten. Das Tourette-Syndrom sollte nicht ihr ganzes Leben bestimmen. Wenn dies passiert, sind Eltern bald erschöpft und psychisch am Ende.

Folgendes sollten Eltern beachten, um aktiv, ausgeglichen und gesund zu bleiben:

- Entspannen – Yoga lernen, schwimmen gehen, Spaziergänge machen oder spannende Bücher lesen.
- Die angemessene Perspektive nicht verlieren – Kinder haben alle möglichen Probleme. Ein Kind mit dem Tourette-Syndrom zu haben ist nicht die einzige Form von elterlichem Stress!
- Sprechen Sie häufig mit guten Freunden und verständnisvollen Verwandten.
- Sprechen Sie mit Eltern in vergleichbaren Situationen. Es gibt viele Selbsthilfegruppen, wo betroffene Eltern miteinander in Kontakt kommen können. Das hilft gegen das Gefühl der Isolation, und man kann sich auch gegenseitig unterstützen und Erfahrungen austauschen.
- Eltern, die in einer Partnerschaft leben, müssen sich auch umeinander kümmern. Jeder Mensch reagiert anders. Achten Sie auf die Bedürfnisse Ihres Partners. Ein Kind mit dem Tourette-Syndrom ist für jede Beziehung eine Belastung.
- Eltern sollten sich ab und zu etwas Gutes gönnen. Das muss nicht viel kosten: sich Zeit nehmen, ungestört eine Tasse Kaffee zu trinken, die Lieblingszeitschrift lesen, einen Einkaufsbummel machen oder Freunde besuchen.
- Eltern sollten sich hin und wieder einen Babysitter engagieren oder Verwandte bitten, bei dem Kind zu bleiben. Dann können sich die Eltern einen schönen Abend machen, ins Kino, Theater, Konzert oder Restaurant gehen.
- Entspannte Eltern sind besser in der Lage, mit dem herausfordernden Verhalten ihres Kindes umzugehen.

5 Umgang mit Tics und auffälligem Verhalten

Nach der Diagnose „Tourette-Syndrom“ wird der behandelnde Arzt das betroffene Kind beraten und ihm Hilfe anbieten. Gibt es auch Hilfe für die Eltern? Ja. Man kann lernen, wie man mit einfachen Tics umgeht und wie man sich auf dieses Verhalten am besten einstellt. Manchmal ist nur der Tic selbst stressig für die Eltern. Manchmal ist das mit dem Tic verbundene Verhalten schwierig. Viele Eltern finden auch die Reaktionen in der Öffentlichkeit schwierig und frustrierend. Dieses Kapitel gibt ein paar einfache Tipps, um Eltern zu helfen, den Alltag mit einem Kind mit Tourette-Syndrom besser zu bewältigen.

Der Umgang mit Tics

Tics sind ein charakteristisches Merkmal von Kindern mit dem Tourette-Syndrom. Die Kinder haben keine Kontrolle darüber. Es gibt keinen Grund, deshalb ärgerlich zu werden. Die Kinder machen das nicht absichtlich, etwa um die Eltern zu ärgern. Das Kind kann einfach nicht anders. Dies ist mit der fehlenden Kontrolle über die Augenlider vergleichbar. Man kann sich zwar vornehmen, nicht zu blinzeln, aber das funktioniert vielleicht zwei Sekunden lang, allerhöchstens einige Minuten. Früher oder später muss jeder Mensch blinzeln.

Vielleicht gibt es Momente, in denen ein Kind seine Tics für eine kurze Zeit unterdrücken kann, aber früher oder später wird es sie nicht mehr kontrollieren können. Man sollte sich die Analogie mit dem Blinzeln immer mal wieder in Erinnerung rufen.

Der Umgang mit Tics in der Familie

Die meisten Eltern sagen, dass sie mit den motorischen Tics gut umgehen können, solange das Kind dabei keine Schmerzen hat. Sollte das der Fall sein, hilft oft eine leichte Massage der betroffenen Muskeln mit Lotion oder Öl. Bei anhaltendem Schmerz sollte man einen Arzt aufsuchen, der vorübergehend schmerzstillende Mittel verschreiben kann.

Bei motorischen Tics mit ruckartigen Bewegungen der Arme oder Beine sollte man darauf achten, dass keine zerbrechlichen Gegenstände in der Nähe sind. In der Nähe eines Kindes mit motorischen Tics sollte man nie ein heißes Getränk in der Hand halten. Daran sollte man auch außerhalb der eigenen vier Wände denken, beispielsweise im Fußballstadion.

Die lauten, sich ständig wiederholenden sprachlichen Tics sind oft problematisch. Man kann sie nicht ignorieren, und sie führen häufig zu Spannungen in der Familie. Eine Packung ganz normaler Ohrstöpsel kann zu Ruhe und Frieden führen.

Gemeinsames Fernsehen kann eine Menge Auseinandersetzungen unter den Geschwistern mit sich bringen. Häufig wird dann das Kind mit den sprachlichen Tics zum Fernsehen in ein anderes Zimmer gesetzt. Das ist eher ungünstig, denn so wird das ohnehin schwache Selbstwertgefühl des abgesonderten Kindes noch mehr erschüttert. Das Kind wird von gemeinsamen Erlebnissen mit seinen Geschwistern ausgeschlossen, bei denen es sich vermutlich am wohlsten fühlt.

Wenn gemeinsames Fernsehen ein wirkliches Problem darstellt und die Stimmung unter den Geschwistern und dem Rest der Familie negativ beeinflusst, wäre es vielleicht eine gute Idee, einen Kopfhörer und einen Adapter mit mehreren Anschlüssen für den Fernseher anzuschaffen. So kann das Kind bei der Familie bleiben, ohne jemanden zu stören.

Wenn das Kind an Koprolalie (das Schreien unflätiger Worte) leidet, kann man ihm beibringen stattdessen ähnlich klingende, weniger anstößige Worte zu sagen. Das Gleiche kann auch bei motorischen Tics helfen, die in der Öffentlichkeit zu sehr auffallen. Wenn das Kind beispielsweise einen Tic hat, bei dem es spucken muss, kann es versuchen, vorher zu schlucken oder wenigstens in ein Papiertaschentuch zu spucken.

Man sollte solche Vorschläge mit dem Kind besprechen und die eigenen Vorschläge des Kindes berücksichtigen. In Kapitel 2 wurden weitere, vorwiegend verhaltenstherapeutische beziehungsweise entspannende Techniken beschrieben.

Stressreduktion ist für Kinder mit einem Tic sehr wichtig. Die Zeit nach Schulschluss ist deshalb meist die schwierigste Phase des Tages für die Eltern. Während des Unterrichts hat das Kind angestrengt versucht, seine Tics möglichst zu kontrollieren. Wenn es nach Hause kommt, muss es erst mal „Dampf ablassen" und seine Tics ausagieren. Wenn das passiert, spricht es dafür, dass das Kind sich gut in der Familie aufgehoben fühlt. Es wäre eher besorgniserregend, wenn das Kind nicht einmal zu Hause so entspannt ist, dass es seinen Tics freien Lauf lassen kann.

Man sollte sich auf dieses alltägliche Dampfablassen nach der Schule einrichten und das Kind herumrennen und sich austoben lassen. Man kann auch sportliche Aktivitäten für diese Tageszeit organisieren, die das Selbstbewusstsein des Kindes fördern.

Umgang mit Tics in der Öffentlichkeit

Häufig sind Kinder mit Tics so sehr an ihre Symptome gewöhnt, dass sie darin überhaupt kein besonderes Problem sehen. In gewisser Hinsicht sind die Symptome auch tatsächlich eher ein Problem für andere. Der Umgang mit fremden Menschen und deren Reaktionen auf die Tics kann bei den Eltern häufig Verletzung, Verlegenheit, Ärger und Traurigkeit hervorrufen.

Viele Eltern sind es irgendwann leid, das Verhalten ihres Kindes ständig zu erklären oder zu entschuldigen. Aber was soll jemand, der noch nie vom Tourette-Syndrom gehört hat, von einem Kind halten, das im Supermarkt ständig wie wild die Gänge rauf und runter rennt? Die meisten Menschen werden missbilligend gucken oder sich entsprechende Gedanken machen. Unwissenheit führt wie immer im Leben zu Vorurteilen. In der Öffentlichkeit sollte man sich immer vergegenwärtigen, dass die meisten Menschen sehr wenig über das Tourette-Syndrom wissen. Vielleicht hilft Ihnen das, neugierige Blicke einfach zu ignorieren oder zu akzeptieren, dass die Leute alles anstarren, was irgendwie „anders" ist. Jeder macht das. Menschen, die ungewöhnliche Kleidung tragen, außergewöhnlich dick oder dünn sind, einer fremden Kultur angehören oder eine Behinderung haben, werden oft angestarrt. Man kann sich selbst und dem Kind sagen, dass die Leute gucken, weil sie neugierig und interessiert sind. Die Leute starren das Kind an, weil es etwas Besonderes ist!

Wenn Eltern in der Öffentlichkeit negative Kommentare über ihr Kind hören, regen sie sich leicht darüber auf. Man könnte das natürlich auch ignorieren, schließlich sieht man solche Leute wahrscheinlich niemals wieder. Viele Eltern empfinden aber gerade die verletzenden Bemerkungen von Fremden als besonders schwer erträglich. Manche Eltern erinnern sich an Kommentare über ihr Kind, die schon mehr als zehn Jahre zurückliegen. Und das nicht wegen der Äußerung an sich, sondern weil die Eltern meinen, sie hätten nicht angemessen darauf geantwortet und die Beleidigung stillschweigend hingenommen. Für manche Eltern kann es hilfreich sein, sich ein paar passende Antworten auf dumme Bemerkungen oder aufdringliche Blicke zurechtzulegen. Man kann solche Situationen aber auch als Gelegenheiten verstehen, über das Tourette-Syndrom aufzuklären. Man kann beispielsweise sagen: „Es tut mir wirklich leid, dass mein Kind Sie so sehr aufregt, aber es MUSS so laut husten. Es hat eine Tic-Störung namens Tourette-Syndrom." Wenn die betreffende Person Interesse zeigt, könnte man auch noch mehr darüber sagen. Dabei sollte man aber immer freundlich bleiben. Man kann den eigenen Standpunkt vertreten, ohne laut oder ärgerlich zu werden. Man sollte sich nicht für das Verhalten des Kindes entschuldigen, sondern nur dafür, dass man den anderen belästigt hat.

Mit etwas älteren Kindern kann man solche und ähnliche Reaktionen üben. Es ist wichtig, Kindern beizubringen, sich besonders nach sprachlichen Tics, die unflätige Wörter beinhalten, zu entschuldigen. Die meisten Leute lassen sich durch eine Entschuldigung besänftigen.

Manche Kinder und ihre Eltern haben sich Zettel mit Informationen über das Tourette-Syndrom gemacht, die sie interessierten Personen geben können.

Eltern sollten sich vorbereiten

Die Eltern eines Kindes, das Asthma hat, wären bestimmt nicht überrascht, wenn das Kind bei einer Bergwanderung mit der Familie Atemprobleme bekäme. Bei einem Kind mit motorischen und sprachlichen Tics weiß man, dass unkontrollierbare verbale Ausbrüche möglich sind. In einem ausverkauften Kino wäre dies bestimmt störend.

Selbst wenn die Eltern und das Kind die Situation aushalten können, das Personal wird sehr wahrscheinlich einschreiten, weil sich andere Zuschauer gestört fühlen. Das muss nicht bedeuten, dass Kinder mit dem Tourette-Syndrom nicht ins Kino dürfen. Mit etwas Planung lassen sich unliebsame Vorfälle vermeiden. Man kann beispielsweise Plätze in der Nähe des Ausgangs nehmen und in weniger gut besuchte Vorstellungen gehen, die vormittags oder an einem Werktag stattfinden. Man kann auch vorher im Kino anrufen und das Problem besprechen.

Umgang mit Verhaltensproblemen

Die meisten Eltern stehen vor der immer selben Frage: Wie kann man zwischen dem Tourette-Syndrom und aufsässigem, „unartigem“ Verhalten des Kindes unterscheiden? Dies ist extrem schwierig und manchmal sogar unmöglich. „Geplanter“, vorsätzlicher Unfug hat allerdings nichts mit dem Tourette-Syndrom zu tun. Die Verhaltensprobleme beim Tourette-Syndrom sind in der Regel impulsiv und ungeplant.

Koprolalie kommt bei Kindern selten vor. Unflätige verbale Ausbrüche, die durch Tics hervorgerufen werden, haben meist keinen Anlass, d.h., sie sind keine Reaktion auf einen Streit oder eine Auseinandersetzung. Das Kind ist über seinen Ausbruch meist erschrocken und schämt sich.

Wenn das Kind nicht in der Lage ist, sein Verhalten zu erklären, müssen die Eltern entscheiden, ob es sich um impulsives oder um kontrollierbares Verhalten handelt. Eltern kennen ihr Kind am besten und können sich meistens auf ihren Instinkt verlassen.

Jedes Kind ist manchmal unartig, trotzig, aggressiv, impulsiv oder ruppig. Bei einem Kind mit Tourette-Syndrom und ähnlichen Verhaltensproblemen treten diese Eigenschaften sehr viel häufiger und heftiger auf als bei „normalen“ Kindern. Vorgaben für diszipliniertes Verhalten (Regeln und Modelle für akzeptable Verhaltensweisen) und Verhaltenstraining (Erlernen von akzeptablen Verhaltensweisen) sind Aufgabe der Eltern.

Je auffälliger und anstrengender ein Kind ist, desto häufiger wird es negative Kommentare und Kritik von Eltern und Lehrern zu hören bekommen. Dies führt wiederum zu einem gestörten Selbstwertgefühl und zu mangelndem (Selbst-)Vertrauen.

Manchmal suchen solche Kinder Bestätigung bei den falschen Freunden und entwickeln unsoziale Verhaltensweisen. Es ist also für die Eltern eines Kindes mit Tourette-Syndrom besonders wichtig, mit den „Unarten“ ihres Kindes richtig umzugehen.

Vorbereitet sein

Beim Umgang mit Tics ist es wichtig, vorausschauend zu planen, um Zwischenfällen bereits im Vorfeld vorzubeugen oder durch geeignete Strategien den Schaden zu begrenzen.

Wohin man auch geht, man muss damit rechnen, früher gehen zu müssen. So ist das Leben mit einem Kind, das sehr viel lebhafter ist als andere. Wenn man dies akzeptiert, kann man mit entsprechenden Situationen gelassener umgehen. Für die Geschwister kann so etwas sehr störend sein, vor allem wenn nur eine Betreuungsperson dabei ist. Man sollte für sie vielleicht etwas anderes organisieren, was ihnen Spaß macht, sonst könnten sie enttäuscht und vielleicht wütend auf ihren Bruder reagieren.

Wenn das Kind etwas mit anderen Kindern unternimmt, ist es sinnvoll, vorher mit der Betreuungsperson zu reden. Man sollte darauf hinweisen, dass das Kind möglicherweise Schwierigkeiten machen wird und der Betreuer auf erste Anzeichen auffälligen Verhaltens achten sollte.

Im Kino oder im Theater sollte man Plätze am Gang nehmen, um gegebenenfalls mit dem Kind schnell hinausgehen zu können.

Wenn man mit Wartezeiten rechnen muss, beispielsweise im Restaurant oder auf dem Flughafen, sollte man das Kind beschäftigen, beispielsweise mit Büchern, Malsachen oder mit einem Gameboy.

In einem Selbstbedienungsrestaurant sollte man sich zwischen die Kinder setzen, um bei Streitereien und anderen Zwischenfällen schnell eingreifen zu können.

Einkaufszentren sollte man mit dem Kind nur dann besuchen, wenn es dort weniger voll ist und nicht so viel Trubel herrscht. Dennoch sind Kommentare von Mitmenschen unvermeidlich!

Verhaltenstraining

Jedes Kind braucht Aufmerksamkeit. Dies gilt besonders für Kinder mit Tourette-Syndrom in Verbindung mit dem Aufmerksamkeits-Defizit-Hyperaktivitäts-Syndrom (ADHS). Bekommen diese Kinder nicht genügend positive Zuwendung, werden sie in negativer Weise Aufmerksamkeit suchen.

Solches Verhalten sollte man nach Möglichkeit ignorieren, außer es ist gefährlich oder gewalttätig. Setzt sich das Kind über Grenzen und Regeln hinweg, kann man eine der folgenden Strategien anwenden.

Wie Sie Ihr Kind dazu bringen, zu tun, was es tun soll

Wird Verhalten belohnt (mit positiver oder negativer Zuwendung) ist es sehr wahrscheinlich, dass ein Kind sich immer wieder auf diese Weise verhalten wird. Wenn ein Kind also erwünschtes Verhalten zeigt, sollte man es durch Loben belohnen, damit es sich weiterhin so verhält. Wenn erwünschtes Verhalten nicht gelobt wird, wird es sich wahrscheinlich nicht wiederholen. Angemessenes Verhalten sollte man also unbedingt loben oder mit einer Kleinigkeit belohnen. Das können ermutigende Worte sein, ein Schulterklopfen, eine Umarmung oder ein: „Ich bin wirklich stolz auf dich." Man sollte allerdings nicht immer gleich reagieren, damit es nicht langweilig wird.

Leider fällt es vielen Eltern schwer, bei ihrem fordernden, anstrengenden Kind mit Tourette-Syndrom außer dem vorwiegend unerwünschten Verhalten auch das „gute Benehmen" zu bemerken und zu honorieren. Man sollte jedoch auf jedes erwünschte Verhalten achten und nicht mit Lob sparen, wenn es sich wiederholt.

Wenn man auf unerwünschtes Verhalten mit mehr als einem kurzen „Nein" reagiert (indem man ärgerlich wird und schimpft), wird sich auch dieses Verhalten verstärken. Man sollte inakzeptables Verhalten so wenig wie möglich beachten, dann wird es weniger werden oder aufhören.

Für jüngere Kinder (zwischen fünf und zehn Jahren) eignen sich Sternchen oder Aufkleber als Belohnung. Bei erfüllten Aufgaben, wie beim täglichen

Zimmeraufräumen, bekommt das Kind einen Stern oder einen Aufkleber. Für eine bestimmte Anzahl gibt es dann eine kleine Belohnung oder einen Gutschein. Die Gutscheine kann das Kind sammeln, um auf eine größere Belohnung am Ende des Monats hin zu „sparen". Am besten funktioniert das, wenn das Kind an diesem Belohnungssystem mitarbeiten kann, beispielsweise die Art der Belohnung aussuchen oder die Anzahl der nötigen Sternchen aushandeln kann. Damit das Ganze nicht seinen Reiz verliert, sollte man die Aufkleber und die Belohnungen variieren.

Loben und Grenzen setzen

Wenn ein Kind sich richtig verhält, muss man es sofort loben! Dann wird sich dieses Verhalten wahrscheinlich wiederholen. Sagen Sie dem Kind ganz genau, wofür Sie es loben. Es ist typisch für Kinder mit Tourette-Syndrom, dass sie mehr Lob brauchen als andere Kinder.

Man muss dem Kind klare Grenzen setzen. Ein Kind mit Tourette-Syndrom und ADHS wird die Grenzen immer wieder austesten. Wenn man dem Kind Grenzen setzt oder Anordnungen gibt, muss man Folgendes beachten:

- Man sollte kurze und klare Hinweise geben.
- Das gewünschte Verhalten muss ganz genau beschrieben werden.
- Regeln und Vorschriften bei allzu banalen Dingen sollte man vermeiden. Also *keine* Regeln für das Zappen mit der Fernbedienung aufstellen, aber sehr wohl Regeln für das Schlagen anderer Kinder. Man kann auch einige Regeln für das Verhalten zu Hause festlegen – aber bitte nur fünf oder zehn, nicht hundert.
- Man sollte „wenn – dann"-Regeln benutzen: *Wenn* du dein Bett gemacht hast, *dann* kannst du spielen.
- Richtiges Verhalten muss immer belohnt werden.
- Das Nichteinhalten von Regeln muss Konsequenzen haben.
- Man muss konsequent sein.

Tief im Inneren möchte ein Kind nichts lieber als den Eltern gefallen und von ihnen gelobt werden! Deshalb wird es bereitwillig positiv formulierten Aufforderungen nachkommen. Wenn ein Kind beispielsweise mit schmutzigen Schuhen über den Teppich läuft und man daraufhin sagt: „Du sollst doch nicht mit schmutzigen Schuhen über den Teppich laufen", wird es wahrscheinlich das nächste Mal dasselbe tun. Wenn man stattdessen sagt: „Es wäre schön, wenn du deine schmutzigen Schuhe ausziehen würdest, bevor du über den Teppich gehst", wird das Kind viel eher reagieren und das nächste Mal die Schuhe ausziehen.

Man sollte dies ausprobieren und sich vom Erfolg überraschen lassen.

Wenn ein Kind nicht zuhört, muss man darauf achten, dass es einem ins Gesicht sieht. Man kann es zur Not bei den Schultern nehmen, ihm in die Augen sehen und dabei fest und ruhig eine Aufforderung wiederholen. Man kann dabei böse gucken, sollte aber nicht laut werden.

Wenn das Kind Regeln übertreten hat, versuchen Sie es mit einer Auszeit, mit Geldbußen oder mit der 1-2-3-Methode bei Widerworten (s. u.).

Auszeit

Die „Auszeit" sollte nur bei ernstem Fehlverhalten angewendet werden, wie Prügeleien, Respektlosigkeit Ihnen gegenüber oder bei zerstörerischem, gewalttätigem Verhalten. Das Kind wird in ein anderes Zimmer geschickt oder gebracht, wo es sich beruhigen kann. Achten Sie darauf, dass dieses Zimmer kindersicher ist – schicken Sie das Kind nicht in die Garage oder in die Küche, wo es scharfe Messer und Werkzeuge gibt. Besser ist sein eigenes Zimmer, obwohl manche Eltern sagen, dass dies nicht funktioniert, weil es dort einfach mit seinen Sachen spielt. Aber „Auszeit" bedeutet ja genau das: eine Zeit lang „draußen" zu sein, weg von Ihnen. Das sollte keine Bestrafung sein, sondern einfach eine Möglichkeit, zur Ruhe zu kommen. Die Dauer richtet sich nach dem Lebensalter der Kinder. Eine Minute pro Lebensjahr ist ein Erfahrungswert. Wenn das Kind acht Jahre alt ist, braucht es also acht Minuten Auszeit.

Während der Auszeit sollte man das Kind nach Möglichkeit nicht beachten, es sei denn, es verhält sich extrem (selbst-)zerstörerisch. Wenn das Kind mit Sachen herumwirft und ein Riesendurcheinander macht, muss man ihm klarmachen, dass es für sein Verhalten verantwortlich ist und selbst wieder aufräumen muss bzw. so lange im Haushalt helfen muss, bis es genug verdient hat, um zerbrochene Sachen zu ersetzen. Man kann auch andere Bestrafungen wie den Verlust von Vorrechten und Belohnungen einsetzen.

Sanktionen

Sanktionen sind meist der Verlust von Vorrechten oder die Zahlung einer Geldbuße. Viele Eltern glauben, dass ihr Kind davon nicht besonders beeindruckt sei, aber Tatsache ist, dass die meisten Kinder es gar nicht schätzen, wenn ihnen Privilegien entzogen werden, auch wenn sie es sich nicht anmerken lassen. Lassen Sie aber nicht den Eindruck entstehen, dass Sie ihre Kinder ständig bestrafen. Sparen Sie also nicht mit Lob für positives Verhalten.

Wenn das Kind beispielsweise in einem Laden Süßigkeiten gestohlen hat, sollte man es in das Geschäft zurückschicken, um sich zu entschuldigen und um das Gestohlene zu bezahlen. Wenn es den Zaun des Nachbarn demoliert hat, muss es ihn reparieren oder so lange irgendetwas arbeiten, bis es die Reparatur bezahlen kann. Auf diese Weise lernt das Kind, dass es für seine Taten geradestehen muss.

Widerworte und endlose Streitereien

Viele Eltern fühlen sich durch dauernde Streitereien, Widerworte und Debatten ihrer Kinder völlig entnervt. Jedes Mal, wenn sie mit ihrem Kind schimpfen, folgen langatmige Rechtfertigungen und endlose Debatten. Nach ein paar Minuten stellt man fest, dass man inzwischen bei einem ganz anderen Thema angekommen ist, das rein gar nichts mit dem ursprünglichen Streit zu tun hat.

Thomas Phelan (1995) hat einen guten Vorschlag gemacht, wie man ein Kind dazu bringen kann, auf endlose Widerworte zu verzichten. Phelan schlägt eine Art Zeichensprache vor: Man hebt einen Finger, um „eins“ anzuzeigen, als erste Warnung, wenn das Kind dabei ist, eine Grenze zu überschreiten. Wenn es weitermacht, hebt man zwei Finger und sagt „zwei“. Wenn auch das nicht hilft, zeigt man „drei“ Finger. Dabei sollte man nichts sagen außer „eins – zwei – drei“, wenn man die Finger hebt. Damit verhindert man, in zeitraubende Debatten verwickelt zu werden, die das Kind noch dazu meist gewinnt.

Bei wiederholter Anwendung dieser Methode lernt das Kind, unerwünschtes Verhalten schon beim ersten oder zweiten Finger zu lassen.

Zum Abschluss

Es ist leichter gesagt als getan, aber dennoch sollte man versuchen, nach Möglichkeit ruhig zu bleiben und nicht die Beherrschung zu verlieren. Eltern sind ein Vorbild für ihr Kind. Jeder Mensch kann mal die Nerven verlieren, wenn mal wieder alles auf einmal passiert, wenn man angespannt, müde, hungrig oder gestresst ist. Man muss auch auf sich selbst und auf die eigene Gesundheit achten, damit man beim Umgang mit seinem Kind in einer guten Verfassung ist.

6 Umgang mit Wut

Jedermann kann zornig werden. Das ist leicht. Aber der richtigen Person gegenüber zornig werden, im richtigen Maß, zur richtigen Zeit, zum richtigen Zweck und auf die richtige Weise – das ist nicht leicht.

Aristoteles

„Wie gehe ich am besten mit der Wut meines Kindes um?“, ist eine der am häufigsten von Eltern von Kindern mit Tourette-Syndrom gestellten Fragen. Aggressivität hat tief greifende Auswirkungen auf die ganze Familie und oft schlimme Konsequenzen für das Kind selbst. Viele der in Kapitel 5 aufgeführten Tipps können dabei helfen, mit Wut und anderen Verhaltensproblemen fertig zu werden.

Das folgende Kapitel ist der Versuch, Eltern die Wut ihres Kindes und die Gründe für seine Wut (und für die eigene) verständlich zu machen. Dieses Kapitel möchte vermitteln, wie man Wut gemeinsam mit dem Kind ergründen kann, und es bietet Tipps für den Umgang mit der Wut. Manche dieser Methoden sind auch durchaus für den Umgang mit der eigenen Wut geeignet.

Was ist Wut?

Man wird wütend, wenn man sich bedroht fühlt und meint, sich schützen zu müssen. Bei einer Bedrohung hat man zwei Möglichkeiten: Man kann sich verteidigen oder weglaufen, kämpfen oder fliehen. Wütend zu werden bedeutet, dass man sich fürs „Kämpfen“ entschieden hat. Wut dient also vor allem dem Selbstschutz.

Warum werden wir wütend?

Die biologischen Ursachen von Wut sind hormonell und genetisch bedingt. Individuelle genetische Faktoren, wie Persönlichkeit und Temperament, bewirken, dass manche Menschen aggressiver und jähzorniger sind als andere.

Männer sind, bedingt durch Hormone wie beispielsweise Testosteron, aggressiver als Frauen.

Andere Gründe für Aggressivität sind beispielsweise erlerntes Verhalten und Stress. Wie man mit Ärger umgeht, hat man von den Eltern gelernt. Die Eltern sind Vorbilder. Man erlebt, wie die Eltern in Stresssituationen die Beherrschung verlieren, und kopiert ihr Verhalten.

Wenn ein kleines Kinder beispielsweise lernt, dass es Aufmerksamkeit oder Nahrung nur dann bekommt, wenn es schreit oder laut wird, dann lernt dieses Kind, dass es mit Wut etwas erreichen kann. Oft ist Wut also lediglich eine Methode, um eigene Bedürfnisse durchzusetzen.

Kindliche Erfahrungen wie Zurückweisung, Ängste und Vorurteile prägen uns emotional und können noch bei Heranwachsenden und Erwachsenen zu Wutausbrüchen führen.

Auch andere Ursachen wie Schlafmangel, Hunger, Schulprobleme, gesundheitliche Störungen, Drogen, Alkohol und Stress können Aufregung und Aggressivität hervorrufen.

Tourette-Syndrom und Aggressivität

Viele Kinder mit Tourette-Syndrom sind impulsiv, haben wenig Selbstbewusstsein und sind wenig flexibel und anpassungsfähig. Ihr Denken verläuft sehr geradlinig, und sie können weniger gut rationalisieren als gleichaltrige Kinder. Auf bestimmte Dinge, wie beispielsweise Kleidungsstücke oder bestimmte Gerüche, reagieren sie oft überempfindlich.

Eltern sollten versuchen, die Wutausbrüche ihres Kindes eher als Ausdruck mangelnder Flexibilität und niedriger Frustrationstoleranz zu sehen und weniger als Versuch, Aufmerksamkeit zu erregen. Viele junge Erwachsene mit Tourette-Syndrom berichten von Gefühlen der Frustration in ihrer Kindheit, die sie einfach nicht anders ausdrücken konnten.

Ein Kind mit Tourette-Syndrom, das den ganzen Tag über versucht, seine verschiedenen Tics zu unterdrücken, braucht dafür viel Energie. Das ist sehr ermüdend, und daraus kann ein ständiges Gefühl der Frustration entstehen. Es ist nicht verwunderlich, dass diese Situation hin und wieder zu Aggressionen und Wutausbrüchen führt.

Vielen Kindern tun diese Wutanfälle hinterher sehr leid, und sie schämen sich für das, was sie gesagt und getan haben. Andere zeigen kaum Reue und kümmern sich wenig um die Gefühle anderer. Möglicherweise mangelt es diesen Kindern an Einfühlungsvermögen und an sozialer Kompetenz. Sollte dieses Problem häufiger auftreten, sollten die Eltern Rat bei einem Arzt oder Psychologen suchen.

Das Kind verstehen

Eltern sollten versuchen, ihr Kind auf eine neue Art zu sehen. Die meisten Eltern betrachten ihre Kinder als „kleine Erwachsene“, d.h., sie setzen ein ziemlich großes Maß an Vernunft sowie Alltags- und Beziehungskompetenz voraus. Aus dieser Sicht setzen sie selbstverständlich voraus, dass das Kind ganz genau weiß, wovon sie reden, wenn sie ihm sagen, warum es seine Schwester nicht hauen und nicht gegen die Möbel treten darf. Das ist jedoch keineswegs der Fall. Kinder sind keine kleinen Erwachsenen. Sie sind einfach Kinder, unvernünftig und selbstbezogen – und es ist die Sache der Erwachsenen, ihnen zu helfen.

Wenn Eltern besser verstehen wollen, warum ihr Kind wütend wird, sollten sie sich klarmachen, dass ihr Kind nicht so klug und erfahren ist wie sie und sie nicht schuld an der Wut ihres Kindes sind. Auf diese Weise können sie sich von Scham und Schuldgefühlen freimachen, können nach Lösungen suchen und (wieder) eine funktionierende Beziehung zu ihrem Kind aufbauen. Mit wachsendem Verständnis wird sich das Verhältnis zwischen Eltern und Kind immer mehr verbessern.

Es ist wichtig, dass Eltern bei einem Konflikt ruhig bleiben. Das hilft auch dem Kind, ruhiger zu werden. Eltern sollten herausfordernde oder verletzende Bemerkungen nach Möglichkeit nicht persönlich nehmen. Das kann die Spannungen nur erhöhen, und Eltern könnten die Beherrschung verlieren. Stattdessen sollten sie ihrem Kind zeigen, dass sie trotz allem ruhig bleiben, und damit ein gutes Vorbild geben.

Mütter sind am häufigsten die Zielscheibe für den Zorn ihrer Kinder. Das mag daran liegen, dass sie die meiste Zeit mit ihnen verbringen oder die Kinder sie als den schwächeren Elternteil empfinden. Bemerkungen wie: „Warte nur, bis dein Vater nach Hause kommt“, verstärken diesen Eindruck noch und sollten deshalb unbedingt vermieden werden. Mütter würden dadurch gänzlich an Autorität verlieren. Eltern sollten sich im Umgang mit Konflikten gegenseitig stützen.

Auf keinen Fall sollten Eltern ihr Kind schlagen. In den meisten Fällen sind Schläge nur das Resultat elterlicher Wutausbrüche. Wenn Eltern gewalttätig werden, bestärken sie die Ängste ihres Kindes vor den eigenen aggressiven Gefühlen und machen es ihm noch schwerer, die Selbstkontrolle zu behalten.

Vorbeugende Maßnahmen

Eltern sollten darauf achten, ihr Kind möglichst keiner Situation auszusetzen, die zu Frustration und Wut führen könnte. Sie sollten auf Zeichen verstärkter Anspannung achten und rechtzeitig eingreifen.

Gewaltszenen im Fernsehen und in Computerspielen sollten möglichst eingeschränkt werden. Es ist wahrscheinlich, dass aggressive Bilder sich negativ auf Verhalten und Entwicklung von Kindern auswirken.

Eltern können ihrem Kind Flexibilität und einen angemessenen Umgang mit Frustrationen vorleben und mit ihm so oft wie möglich über seine Gefühle sprechen. Wenn sie Dinge sagen wie: „Jetzt bist du enttäuscht, nicht wahr?“ oder: „Ich merke, dass du sehr wütend bist“, lernt das Kind, selbst auf angemessene Weise seine Gefühle zu verbalisieren.

Über die Wut reden

Mit seinem Kind über seine Wut zu sprechen ist eine der wichtigsten Hilfen, die Eltern geben können, vorausgesetzt, es geschieht auf wirklich unterstützende Weise und nicht in Form einer Belehrung oder auf vorwurfsvolle Art, denn das würde nur zu Schuldgefühlen führen.

Viel zu häufig sagen Eltern: „Warum tust du mir das an?“ oder „Womit habe ich so etwas eigentlich verdient?“ Solche Bemerkungen sind alles andere als hilfreich und führen dazu, das Gefühl ihres Kindes zu verstärken, böse zu sein und schuld an den schlechten Gefühlen seiner Eltern zu sein.

Eltern können dem Kind Wut erklären. Man kann ihm sagen, dass es in Ordnung ist, wütend zu sein, aber eben „im richtigen Maß, gegenüber der richtigen Person, zur richtigen Zeit“. Wut ist keineswegs immer falsch. Sie ist beispielsweise angebracht, wenn es um die Misshandlung von Kindern geht, bei Tierquälereien oder wenn jemand angegriffen wird.

Älteren Kindern kann man schon erklären, dass Wut nicht das eigentliche Problem ist. Wut ist eben vor allem die Reaktion auf ein bedrohliches Gefühl wie Angst, Scham, Frustration, Enttäuschung oder eine Mischung aus allem. Man sollte sich daran erinnern, dass man selbst gelegentlich die Beherrschung verliert. In den meisten Fällen hatte man sich wahrscheinlich angegriffen gefühlt. Wenn man hinterher die zugrunde liegenden Gefühle näher betrachtet, lassen die Wut und der Ärger meist nach.

Wenn tiefer liegende Probleme und Ängste Auslöser der Wut sind, sollte ein Therapeut konsultiert werden.

Es ist gut, wenn Eltern mit ihrem Kind über Gedanken, Gefühle und Handlungen sprechen. Hinter jeder Emotion (Wut) stecken Gedanken. Jemand, der von einem Freund ignoriert wird, ärgert sich darüber und sagt unfreundliche Dinge. Aber zuerst, noch vor dem Gefühl von Ärger, war da der Gedanke: „Er mag mich nicht“ oder: „Er findet mich blöd.“ Zu lernen, diese Gedanken zu verändern, ist nicht leicht, aber Eltern können ihrem Kind zeigen, dass es Alternativen zu solchen Gedanken gibt. Im Folgenden ein gutes Beispiel dafür, wie Gedanken Emotionen beeinflussen können.

Stellen Sie sich vor, Sie betreten einen Fahrstuhl, in dem sich bereits eine Person befindet. Sie stellen sich mit dem Gesicht zur Tür, und der Fahrstuhl fährt los. Nach einigen Sekunden bekommen Sie einen heftigen Stoß in den Rücken. Wie fühlen Sie sich? Was denken Sie? Was würden Sie jetzt am liebsten tun?

Sie beschließen, den Stoß zu ignorieren. Wieder vergehen einige Sekunden, wieder fühlen Sie einen schmerzhaften Stoß im Rücken. Was denken und fühlen Sie jetzt? Was werden Sie tun?

Und es passiert ein drittes Mal. Wie fühlen Sie sich? Ziemlich ärgerlich? Wütend? Neugierig? Fuchsteufelswild? Merken Sie sich das Gefühl.

Endlich haben Sie genug, und Sie drehen sich um.

Sie sehen einen Mann mit einer dunklen Brille und einem weißen Stock. Wie fühlen Sie sich jetzt? Überrascht? Beschämt? Besorgt?

Dieses Gefühl zeigt, wie viel Macht Gedanken über Gefühle haben. Wenn man sich auf die eigenen Gefühle konzentriert, hilft das einerseits, Gefühle besser zu verstehen, und andererseits, Gedanken besser einzuordnen.

Wenn man also von einem Freund ignoriert wird, könnte man auch annehmen: „Der träumt schon wieder am helllichten Tag“ oder: „Er hat zurzeit so viel um die Ohren.“ Wenn man von einem Freund allerdings absichtlich ignoriert wird, hat man natürlich jedes Recht, ärgerlich zu sein. Eine positive Interpretation ist aber unbedingt einen Versuch wert, auch wenn dies manchmal schwerfällt. Wenn man lernt, das eigene Denken besser zu kontrollieren, kann man auch seine Gefühle besser steuern.

Man sollte sich mit einem Kind auch über die Folgen seiner Wut auseinandersetzen. Wut wirkt sich auf Freundschaften und Beziehungen aus, beeinflusst die Schulsituation und kann finanzielle Folgen haben. Auch gesundheitlich kann sich Wut negativ auswirken, in Form von Magenproblemen, Herzbeschwerden und Bluthochdruck.

Tipps für den Umgang mit Wut

- Bis hundert zählen.
- Ein Bild malen.
- Ein Glas Wasser oder Saft trinken.
- Seine Gedanken aufschreiben.
- Witzige Sprüche aufschreiben.

- Rausgehen.
- Musik hören.
- Ein Bad nehmen.
- Ein Wut-Tagebuch führen.
- Die bedrohliche Situation mit Humor aufzulösen versuchen.

Die Wut auf angemessene Art ausdrücken

Es ist in Ordnung, wütend zu sein, aber es gibt bessere und effektivere Formen, seinen Ärger auszudrücken, als jemand anzuschreien. Bevor man irgendetwas tut oder sagt, sollte man versuchen, so viel Spannung wie möglich abzubauen. Man kann ein Selbstgespräch führen. Man kann eine aggressive Körperhaltung vermeiden, sich zurücklehnen und innehalten. Man kann versuchen, die Atmung zu kontrollieren, um ruhiger zu werden. Wenn man ruhig und langsam atmet, kann man sich entspannen und besser sprechen. Dabei sollte man seine Gefühle ausdrücken und Lösungsvorschläge machen.

Man sollte nicht beleidigend und nicht laut werden, den anderen nicht angreifen und auch Übertreibungen vermeiden.

Eltern sollten sich nach einem Wutausbruch Zeit nehmen, um mit ihrem Kind über seine Gefühle zu sprechen, und auch über die eigenen Gefühle. Das sollte nicht unmittelbar nach der Auseinandersetzung geschehen, wenn die Situation noch angespannt ist, sondern einige Stunden später oder am nächsten Tag, wenn alle ruhiger sind.

Wenn Aggressionen das Leben des Kindes und der ganzen Familie beherrschen und beeinflussen, sollte fachlicher Rat eingeholt werden. In vielen Fällen geht es bei der Wut um tiefer liegende emotionale Probleme, die man mit einer neutralen Person wie einem Schulpsychologen oder Psychotherapeuten besprechen sollte. Es gibt auch Kurse, in denen man lernen kann, mit Wut umzugehen. Die Teilnahme an einem solchen Kurs setzt allerdings einen hohen Grad an Motivation bei dem Kind voraus, wenn sie Erfolg haben soll.

In extremen Fällen kann es sinnvoll sein, mit dem behandelnden Arzt über die Verschreibung geeigneter Medikamente zu sprechen.

7 Zum Thema Schule

Die Schulsituation und der Unterricht sollten den Bedürfnissen des Kindes mit Tourette-Syndrom entsprechen. Die richtige Schule kann oft mehr bewirken als jede psychologische oder medizinische Therapie. Schulische Probleme dagegen können zu Ausgrenzung, mangelnder sozialer Kompetenz und gestörtem Selbstwertgefühl des Kindes führen.

Sobald die Diagnose feststeht, müssen die Eltern entscheiden, ob sie die Schule darüber informieren. Einerseits muss man ein Kind vor Stigmatisierung schützen, weil das den schulischen Erfolg des Kindes verhindern kann. Kein Kind will aber auch „anders“ sein. Die Diagnose kann zudem sein Selbstbewusstsein unterminieren, wenn damit nicht behutsam umgegangen wird.

Wenn ein Kind andererseits emotional und physisch gestört ist und unter einer Lernbehinderung leidet, ist es besser, die Schule zu informieren. Trotz aller Vorurteile gegenüber dem Tourette-Syndrom ist es wichtig, dass die Lehrer über die Krankheit Bescheid wissen.

Zusammenarbeit von Eltern und Lehrern

Für Lehrer ist es hilfreich, wenn sie von Anfang an wissen, welche Probleme ein Kind hat. Daher sollten die Eltern zu Beginn jedes Schuljahrs ein Gespräch mit den Lehrern des Kindes vereinbaren. Lehrer werden Informationen zwar untereinander weitergeben, durch ein Gespräch wird der Kontakt jedoch persönlicher, und die Lehrer fühlen sich einbezogen.

Lehrer sollten auch über die Medikamente Bescheid wissen, die das Kind regelmäßig einnimmt. Eltern sollten den behandelnden Arzt bitten, die Schule schriftlich zu benachrichtigen, wenn die Medikation geändert wurde. Lehrer sollten auch über mögliche Nebenwirkungen der Medikamente wie Müdigkeit, Schulphobie und Ängste informiert werden.

Durch den täglichen Kontakt mit den Kindern können Lehrer die Entwicklung des Kindes besonders gut beobachten. Die Einschätzungen der sozialen Kompetenzen und der Beziehungen zu Gleichaltrigen durch die Lehrer sind oft hilfreich.

Zu den Gesprächen mit Lehrern sollten die Eltern aktuelle Broschüren mit den wichtigsten Fakten über das Tourette-Syndrom mitnehmen und auf Informationsveranstaltungen und weitere Artikel hinweisen (diese Informationen sind oft auch für Ärzte wichtig).

Eltern sollten den Lehrern Hinweise geben, was sie mit dem Kind tun können, wenn mal etwas schiefgeht. (Erstaunlicherweise gibt es immer mal wieder Anrufe der Schule, um die Eltern darüber zu informieren, dass ihr Kind den Unterricht stört. Was erwarten die Lehrer von den Eltern?). Sooft es geht, sollten sie sich als freiwillige Betreuer auf Ausflügen zur Verfügung stellen. Die in der Schule geltenden Regeln sollten akzeptiert und nach Möglichkeit zu Hause übernommen werden.

Es sollte sichergestellt sein, dass die Schule in Notfällen die Eltern jederzeit erreichen kann. Eltern sollten Konflikte mit der Schule vermeiden und sich möglichst konstruktiv verhalten. Menschen gehen nun einmal unterschiedlich mit Situationen um.

Am wichtigsten ist es, möglichst offen zu sein und immer in Kontakt zu bleiben.

Was Lehrer wissen sollten

Im 1. Kapitel wurde beschrieben, dass Kinder mit Tourette-Syndrom sehr unterschiedliche Tics haben können. Darum ist es wichtig, dass man Lehrern nicht nur die Symptome erklärt, sondern auch deren Hintergründe. Die Information, dass ein Kind seine Tics kaum kontrollieren kann, ist besonders wichtig. Das störende Verhalten ist also keine Absicht, um beispielsweise Aufmerksamkeit zu bekommen. Es ist traurig, dass Kinder mit Tic-Störungen wegen ihrer Tics immer wieder zurechtgewiesen werden. Nicht selten bekommen sie Strafarbeiten oder müssen nachsitzen, weil der Lehrer annimmt, dass sie bewusst den Unterricht gestört haben.

Ein gut informierter Lehrer kann den Stress für das Kind vermindern, indem er die leichteren Tics einfach ignoriert. Dann wird das Kind sich sicherer fühlen, was dazu führen kann, dass sich die Häufigkeit und Intensität der Tics verringert. Der Lehrer hat eine Vorbildfunktion für seine Klasse, und wenn er die Tics nicht beachtet, werden die anderen Schüler wahrscheinlich dasselbe tun.

Lehrer sollten wissen, dass Stress das Auftreten von Tics verstärkt. Eine besondere Belastung sind Prüfungssituationen (siehe unten) und jeder mündliche Vortrag vor der Klasse. Der Umgang mit solchen Situationen ist ein schwieriger Balanceakt. Wenn sich das Kind wegen seiner Tics vor mündlichen Beiträgen fürchtet, sollte man es nicht unnötig der allgemeinen Aufmerksamkeit aussetzen. Wenn man andererseits solche normalen Schulsituationen ganz vermeidet, kann das seine Ängste noch verstärken und ihm das

Gefühl geben, versagt zu haben. Am besten sollte der Lehrer mit dem Kind unter vier Augen darüber reden, was es machen will. Schließlich gibt es Schauspieler und Politiker mit Tics, die sicher keine Karriere gemacht hätten, wenn man sie vor jeder Art öffentlichen Redens „geschützt" hätte.

Manchmal ist es gut, die Mitschüler über Tics zu informieren. Wenn das betroffene Kind über genügend Selbstbewusstsein verfügt, kann es sogar vor seiner Klasse ein kleines Referat über das Tourette-Syndrom halten und davon erzählen, wie es mit seinen Tics umgeht.

Probleme und Lösungen

Tics

Motorische und sprachliche Tics sollten in der Schule möglichst ignoriert werden.

Wenn die Tics besonders laut oder störend sind, sollte man dem Kind erlauben, den Klassenraum zu verlassen und ins Schulsekretariat, in die Waschräume oder an einen anderen ruhigen Platz zu gehen.

Viele Kinder mit Tourette-Syndrom versuchen, ihre Tics während des Unterrichts zu unterdrücken. Das ist nicht unbedingt der beste Weg, weil das Kind seine Energie für das Zurückhalten der Tics braucht. Darunter werden seine Konzentration und Aufmerksamkeit für den Unterricht leiden, sodass seine Leistungen nicht seinen Fähigkeiten entsprechen. Lehrer müssen sich bewusst sein, dass während besonders heftiger Tics die Beteiligung am Unterricht zwangsläufig nachlässt.

In einer solchen Phase sollte man dem Kind häufiger Pausen ermöglichen. Das können Gänge zur Toilette sein oder auch Botengänge innerhalb der Schule. Nach Absprache mit anderen Lehrern kann man das Kind mit einem verschlossenen Umschlag in ein anderes Stockwerk des Schulgebäudes schicken, um ihm einen Vorwand zu geben, den Klassenraum zu verlassen, damit es seinen Tics unbeobachtet freien Lauf lassen kann.

Zwanghaftes Verhalten

Wie schon im 3. Kapitel beschrieben leiden manche Kinder mit Tourette-Syndrom auch an Zwangsverhalten. Im Unterricht kann sich das auf verschiedene Weise äußern. Möglicherweise muss das Kind ständig zählen, Texte immer wieder lesen oder immer aufs Neue schreiben, bis sie perfekt sind. Natürlich kostet das Konzentration und Zeit. Solche Kinder sollten zusätzliche Zeit für ihre Aufgaben bekommen sowie Hilfe und Unterstützung bei Klassenarbeiten und Prüfungen.

ADHS – Aufmerksamkeits-Defizit-Hyperaktivitäts-Syndrom

Untersuchungen haben ergeben, dass Kinder mit Tourette-Syndrom, die große Probleme haben, dem Unterricht zu folgen, häufig auch eine hyperaktive Störung haben (ADHS). Demzufolge ist es für Lehrer wichtig, Strategien im Umgang mit hyperaktiven Kindern im Unterricht zu kennen.

Eine einfache Methode im Umgang mit hyperaktivem Verhalten im Unterricht ist es, das Kind von anderen Kindern mit ähnlichen Symptomen zu trennen und in die Nähe des Lehrers zu setzen. Das reduziert störendes Verhalten, der Lehrer hat das Kind besser im Blick und dadurch Gelegenheit für positives Feedback. Ein Platz am Fenster ist für hyperaktive Kinder ungeeignet, da sie dort leichter abgelenkt werden.

Hyperaktive Kinder benötigen mehr Struktur als andere Kinder und klare, einfache Regeln für den Unterricht. Solche Kinder haben Probleme mit konzentriertem Arbeiten und mit wechselnden Aktivitäten, darum sollte der Stundenplan so aussehen, dass zuerst die strukturierteren Aufgaben (Lesen, Rechnen) erledigt werden und erst später die unstrukturierten Aktivitäten wie Malen und Sport. Wenn es möglich ist, den Unterricht auf diese Weise zu organisieren, lernen die betreffenden Kinder sehr viel produktiver.

Hyperaktive Kinder sind sehr empfänglich für Lob und Ermutigung. Manche Kinder brauchen jedoch mehr als nur verbale Motivation. „Bonusprogramme“ sind hilfreich, um Leistungen anzuerkennen. Das Kind sammelt Punkte oder Sternchen für gutes Verhalten und tauscht sie am Ende des Tages oder der Woche gegen eine Belohnung ein. Natürlich sollten die Belohnungen den Interessen des jeweiligen Kindes entsprechen. Solche Belohnungen können auch für die ganze Klasse eingesetzt werden, dann rückt das hyperaktive Kind nicht so sehr in den Vordergrund.

Bewährt hat sich auch das Verhaltens-Tagebuch, in dem erwünschtes Verhalten wie ruhiges Sitzen oder Fertigstellen einer Aufgabe aufgelistet wird und vom Lehrer „abgehakt“ werden kann. Dies gibt außerdem dem Kind und seinen Eltern die Möglichkeit, Fortschritte zu beobachten.

Neben möglichst häufigem Lob und der Ermutigung erwünschten Verhaltens sind auch manchmal negative Reaktionen wie Nicht-Beachten und Auszeiten notwendig, um deutlich zu machen, dass bestimmte Verhaltensweisen wie beispielsweise Aggressivität nicht akzeptabel sind.

Der Lehrer muss sich darüber im Klaren sein, dass für diese Kinder Konzentration und Aufmerksamkeit die größten Schwierigkeiten darstellen. Er muss damit rechnen, dass ein hyperaktives Kind auch in einer ruhigen Vorlesestunde bereits nach zehn Minuten anfängt herumzualbern. Wenn man solchen Stunden etwas mehr Struktur gibt, hilft das hyperaktiven Kindern, sich zurückzuhalten und sich zu konzentrieren.

Einem hyperaktiven Kind fällt es meist leichter, bei der Sache zu bleiben und eine Arbeit zu beenden, wenn der Unterrichtsstoff in kleinere Einheiten aufgeteilt wird, die in relativ kurzer Zeit zu bewältigen sind. Ein Geografieprojekt, das in einem Monat bearbeitet und abgegeben werden soll, kann in mehrere Abschnitte aufgeteilt werden, die jeweils eine Woche dauern. In der ersten Woche werden die begleitenden Texte gelesen, in der zweiten wird die Einleitung geschrieben, in der dritten Woche geht es um die Methode etc.

Hyperaktive Kinder verlieren häufig irgendwelche Sachen. Während verschwundene Hausaufgaben ein ernsthaftes Problem sind, sollte man wegen vergessener Stifte oder Schreibblöcke dem Kind nicht ständig Vorwürfe machen. Der Lehrer sollte mit einigen Schreibutensilien vergesslichen Kindern im Notfall aushelfen.

Arbeitsmethoden

Der Lehrer sollte

- ➢ den Unterricht in kurze Einheiten aufteilen,
- ➢ sooft wie möglich visuelle Darstellungen verwenden,
- ➢ den Kindern die Benutzung eines Diktiergerätes gestatten und
- ➢ den Kindern erlauben, die Notizen von Mitschülern zu fotokopieren.

Mathematik

Auch hier sollte der Lehrer den Unterricht in kurze Einheiten aufteilen und eher kürzere Arbeitsblätter verwenden. Statt 20 Aufgaben, die in 20 Minuten zu lösen sind, beispielsweise Arbeitsblätter mit jeweils einer Aufgabe verwenden, die in einer Minute gelöst werden können.

Wenn das Zahlenschreiben ein Problem ist, hilft es manchen Kindern, wenn sie Papier mit kleineren Karos benutzen können.

Räumliche Voraussetzungen

Für Kinder mit Tourette-Syndrom gelten ähnliche Regeln wie für hyperaktive Kinder. Der Lehrer sollte dafür sorgen, dass solche Kinder möglichst weit entfernt von jeder Art Ablenkung sitzen und sie genügend Platz haben, um ihr Verhalten auszuagieren. Solche Kinder sollten auch möglichst nah an der Tür sitzen, um notfalls schnell hinausgehen zu können. Ein Platz in der Mitte der Klasse oder sehr weit vorne ist eher ungünstig, weil die Kinder dann für alle sichtbar sind. In allzu kleinen Räumen fühlen sich Kinder mit Tourette-Syndrom oft klaustrophobisch.

Schulnoten

Der Lehrer sollte Schülern mit Tourette-Syndrom mehr Zeit für die Erledigung ihrer Aufgaben geben als den anderen.

Wenn Handschrift und Darstellung besondere Schwierigkeiten machen, sollten Inhalt und Präsentation der Arbeit separat benotet werden.

Für schriftliche Aufgaben sollte die Benutzung eines Computers gestattet sein.

Wenn ein Kind ständig schlechte Noten hat, kann man ihm eine Zeit lang nur bei richtigen Antworten Noten geben. Ein Kind, das Tag für Tag nur rot korrigierte Arbeitsblätter sieht, wird mit der Zeit jede Motivation verlieren, während positive Verstärkung immer motivierend ist.

Handschrift

Ist die Handschrift eines Kindes besonders schlecht, kann der Lehrer die Benutzung eines Computers erlauben. Aber auch einfaches Millimeterpapier kann helfen, die Buchstaben und Zahlen auf den Zeilen und in den Karos zu halten.

Manchmal sind technische Hilfen, um einen Stift besser festhalten zu können, hilfreich für ein Kind.

Es sollten möglichst oft Arbeitsblätter verwendet werden, die nur ein Minimum an handschriftlicher Arbeit verlangen.

Kinder, die nicht schnell genug von der Tafel abschreiben können, sollten Fotokopien der wichtigsten Fakten bekommen. Neuerdings gibt es Wandtafeln, die automatisch ausdrucken, was zuvor darauf geschrieben wurde. Auch die Benutzung eines Diktiergerätes kann sehr hilfreich sein.

Hausaufgaben

Das Allerletzte, was Kinder nach einem anstrengenden Schultag machen wollen, sind Hausaufgaben. Dafür sind sie dann meist zu müde und zu wenig motiviert. Es gibt einige Hilfen, um die Hausaufgaben für das Kind etwas angenehmer zu gestalten.

Auch hier gilt, dass der Lehrer die Aufgaben in möglichst kleine Einheiten aufteilen sollte, und man muss damit rechnen, dass das Kind nicht alles schafft.

Aufgabenhefte helfen den Eltern, ihr Kind bei den Hausaufgaben zu unterstützen. Sie können die Lehrer bitten, darauf zu achten, dass die Aufgaben ins Heft geschrieben werden. So werden Hausaufgaben weniger häufig „vergessen". Im Zweifelsfall kann man beim Lehrer oder bei anderen Eltern nachfragen.

Ein einfacher Weg, um die Erledigung der Hausaufgaben sicherzustellen, ist die Erlaubnis, die Aufgaben für den nächsten Morgen schon in der Mittagspause in der Schule anzufertigen, beispielsweise in der Schulbibliothek oder in einem leeren Klassenzimmer. Das ist besonders günstig für Schüler, die sich zu Hause allzu leicht von ihren Geschwistern ablenken lassen. Außerdem bewahrt es das betreffende Kind vor dem Trubel der Pausensituation. Ein weiteres Argument für die Erledigung der Hausaufgaben während der Schulzeit ist folgendes: Viele Kinder mit Tourette-Syndrom, die außerdem unter ADHS leiden, nehmen Medikamente zur Konzentrationsförderung. Diese Medikamente haben Nebenwirkungen wie Schlaflosigkeit, weshalb sie spätestens zur Mittagszeit eingenommen werden sollten. Das bedeutet, dass diese Kinder morgens und nachmittags konzentrierter arbeiten können als am Abend, wenn die Wirkung der Medikamente nachlässt.

Nützliche Hausaufgaben – Tipps für Eltern

- ➢ Finden Sie heraus, wann für Ihr Kind die beste Zeit zum Erledigen der Hausaufgaben ist (manche Kinder wollen gleich nach der Schule damit anfangen, andere möchten sich lieber erst ausruhen).
- ➢ Wählen Sie einen Arbeitsplatz mit möglichst wenig Ablenkungen. Manche Kinder arbeiten gern bei leiser Hintergrundmusik, andere brauchen absolute Ruhe. Auf dem Tisch sollte nichts Unnötiges herumliegen.
- ➢ Kontrollieren Sie das Hausaufgabenheft des Kindes.
- ➢ Machen Sie einen Plan. Entscheiden Sie, wie viele Aufgaben Ihr Kind realistisch schaffen kann.
- ➢ Welche Informationen und welches Material werden gebraucht?

- Stellen Sie dem Kind eine Belohnung in Aussicht, auf die es sich freuen kann, beispielsweise Fernsehen oder ein Spiel. Übrigens kann man alle Fernsehsendungen aufzeichnen, sodass Ihr Kind sie auch nach den Hausaufgaben anschauen kann.

Motivation

Beim Lernen ist nach Aussage erfahrener Lehrer Angst das größte Hindernis. Das kann die Angst vor Versagen sein, vor Kritik oder davor, als Dummkopf dazustehen. Wenn die Schulen es schaffen, den Kindern diese Angst zu nehmen, können die Kinder Fehler machen und daraus lernen.

Für die Motivation der Schüler ist es wichtig, dass Lehrer realistische Ziele mit ihnen vereinbaren.

Man sollte immer die Stärken eines Kindes im Auge behalten, statt ständig auf seine Schwächen hinzuweisen.

Kinder mit Tourette-Syndrom brauchen verlässliche Unterstützung. Sie sollten für bestimmte Aufgaben mehr Zeit bekommen als andere Schüler.

Es hilft, wenn der Unterricht möglichst interessant präsentiert wird. Wenn beispielsweise die europäischen Hauptstädte behandelt werden, kann man ein fußballbegeistertes Kind auffordern, die jeweiligen Fußballmannschaften der betreffenden Länder zu nennen.

Prüfungen

Organisatorische Veränderungen der Prüfungen sind an der eigenen Schule sicherlich einfacher durchzusetzen als bei Prüfungen vor einem externen Gremium. Aber auch dort kann man auf Verständnis hoffen und mit etwas Planung die notwendigen Veränderungen erreichen.

Bei den meisten Prüfungen ist es möglich, die aus dem Unterricht gewohnten Arbeitsmethoden auch in der Prüfungssituation zu erlauben. Wenn ein Kind gewohnt ist, in einem bestimmten Unterrichtsfach einen Computer zu benutzen, sollte dies auch während der Prüfung möglich sein. Die Eltern müssen daran denken, so früh wie möglich besondere Prüfungsbedingungen für ihr Kind zu beantragen. Dabei sollte man ein befürwortendes Schreiben eines Lehrers bzw. des behandelnden Arztes oder Psychologen beifügen.

Besondere Prüfungsbedingungen für Kinder mit Tourette-Syndrom sind beispielsweise eine verlängerte Prüfungsdauer, die Möglichkeit zu körperlicher Bewegung und Pausen während der Prüfung, mündliche statt schriftliche

Beantwortung von Testfragen sowie die Benutzung eines Computers mit Schreibprogramm.

Pausen, Schulessen, Wechsel des Unterrichtsraums

Pausen und die Wege zwischen den einzelnen Fachräumen sind oft turbulent und werden kaum beaufsichtigt. So kann es vorkommen, dass ein Schüler mit Tourette-Syndrom, der im Unterricht sehr diszipliniert erscheint, sich in den Pausen mit anderen Schülern herumprügelt. Eine Möglichkeit, das zu vermeiden, wäre, das Kind frühzeitig darauf hinzuweisen, dass es nach der Stunde den Raum wechseln muss, und es einige Minuten eher als die anderen gehen zu lassen, um ihm das Gedränge im Schulflur zu ersparen. Man kann auch sicherstellen, dass ein Lehrer in der Nähe ist, um Konfrontationen zu verhindern.

Manche hyperaktiven Kinder müssen möglicherweise auch mittags ihr Medikament (Ritalin) einnehmen. Wenn keine ungestörte Mittagspause garantiert werden kann, sollte das Kind das Medikament vor der Pause einnehmen können. Dies sollte vorher mit dem behandelnden Arzt besprochen werden, da stimulierende Medikamente Appetitlosigkeit bewirken können, sodass das Kind sein Mittagessen stehen lässt.

Aggressionen, Jähzorn und aufsässiges Verhalten

Kinder mit Tourette-Syndrom sind schnell frustriert. Wegen ihrer Störung können sie nicht lange stillsitzen. Außerdem leiden sie unter ihren vielfältigen Tics, die sich verstärken, wenn die Kinder in Gruppen oder in unstrukturierten Situationen sein müssen, beispielsweise in der Pause oder auf dem Weg von einem Klassenzimmer zum nächsten. Ein Kind mit Tourette-Syndrom kann daher leicht aufsässig werden und schnell die Beherrschung verlieren. Lehrer sollten diese Kinder daher anders behandeln als ihre Mitschüler und unangemessenes Verhalten möglichst ignorieren, solange es nicht allzu störend ist.

Das Kind muss dennoch lernen, seine Aggressionen auf angemessene Weise abzureagieren (siehe Kapitel 6). Es ist wichtig, ihm zu vermitteln, dass aggressives Verhalten in der Schule inakzeptabel ist, auch wenn es ihm noch so schwer fällt, seine Impulse zu kontrollieren. Man sollte solchen Kindern ermöglichen, sich gegebenenfalls an einen ruhigen Ort zurückzuziehen, um sich zu beruhigen. Am besten ist ein Raum mit einem dicken Kissen oder einem Punchingball, um daran seine Wut abzureagieren.

Dem Kind beizubringen, sich aus einer Konfrontation zurückzuziehen, weil das meist besser ist als das Hochschaukeln von Aggressionen, kann viele lautstarke Zwischenfälle in der Klasse verhindern. Manchmal kann ein Kind einfach nicht mehr fragen, ob es hinausgehen darf. Es ist daher ratsam, eine grundsätzliche Vereinbarung zu treffen, dass es die Klasse verlassen kann, bevor es zu einem Wutausbruch kommt. Und wenn es ihm so gelingt, ein Ventil für seine Wut zu finden, sollte man das Kind ausdrücklich dafür loben.

Eltern sollten den Lehrern so gut wie möglich dabei helfen, die Anzeichen drohenden Kontrollverlustes bei ihrem Kind zu erkennen. Dazu kann gesteigerte Aktivität, eine Veränderung des Gesichtsausdrucks, eine Verschlimmerung der Tics oder wachsende Ängstlichkeit gehören. Der Lehrer kann mit dem Kind ein Zeichen (eine Geste oder ein Wort) vereinbaren. Wenn der Lehrer dann denkt, dass das Kind die Kontrolle über sich verlieren könnte, gibt er das Zeichen, und das Kind weiß, dass es den Klassenraum verlassen darf. Erst wenn es sich wieder ganz beruhigt hat, sollte man das Kind auf seinen Wutanfall ansprechen. Dann sollte man es auch dafür loben, rechtzeitig hinausgegangen zu sein, weil so eine Eskalation vermieden worden ist.

Soziale Kompetenzen

Der Lehrer sollte den Schülern ein gutes Beispiel geben, indem er beispielsweise die Tics ignoriert und das Kind nicht dafür kritisiert. Er kann außerdem immer wieder auf grundlegende soziale Umgangsformen wie das Herstellen von Blickkontakt hinweisen.

Gut geeignet sind auch Rollenspiele, um „sich abzuwechseln“, oder Frage-und-Antwort-Übungen.

Auch Gespräche über Gefühle und über die Auswirkungen bestimmter Verhaltensweisen auf andere Menschen können für Kinder sehr aufschlussreich sein.

Einige Schulen arbeiten mit besonderen Lernprogrammen für Kinder mit schwachem Selbstwertgefühl und Schwierigkeiten, Freunde zu finden. Eines dieser Programme, das in Großbritannien sehr verbreitet ist, heißt „Kreis der Freunde“. Durch dieses Lernprogramm werden kontaktscheue Kinder an vielen Aktivitäten beteiligt, sodass sie sich allmählich als Teil der Gruppe fühlen.

Man braucht dafür einen Anleiter – meist einen Lehrer oder Schulsozialarbeiter. Er zeichnet mithilfe des betreffenden Kindes eine „Karte“ seiner sozialen Kontakte – in konzentrischen Kreisen, in deren Mitte sich das Kind befindet. Im ersten Kreis sind seine engsten Bezugspersonen wie Eltern und Geschwister. Im nächsten Kreis stehen seine Helfer, beispielsweise Lehrer, Ärzte, Therapeuten. In den äußeren Kreis kommen die Freunde. Meist stehen dort die wenigsten Namen. Dann werden Freiwillige aufgefordert, sich als „Mentoren“ zur Verfügung zu stellen. Sie versprechen, das Kind jeden Morgen in der Schule zu begrüßen, in den Pausen mit ihm zu spielen und ihm zu helfen, wenn es nötig ist. Außerdem versprechen die Mentoren, das betreffende Kind in ihre Freizeitaktivitäten mit einzubeziehen. Mit diesen Mentoren gibt es wöchentliche Gespräche, in denen sie erzählen, was in der Woche gut gelaufen ist, wo es Probleme gab und wie man sie lösen könnte. Das betreffende Kind berichtet, was ihm gefallen hat und was nicht. Ziel ist eine Situation, von der alle profitieren und lernen können und aus der sich Freundschaften entwickeln.

Anwendung von Computern

Viele Kinder mit Tourette-Syndrom haben Probleme beim Schreiben. Sie können nicht richtig mit Kugelschreibern, Bleistiften usw. umgehen. Oft haben sie auch Schwierigkeiten, Dinge von der Tafel abzuschreiben. Wenn ein Kind fortwährend wegen seiner schlechten Handschrift kritisiert wird, an der es aber einfach nichts ändern kann, wirkt sich das verheerend auf sein Selbstwertgefühl aus.

Wir leben im Computerzeitalter, und an fast jedem Arbeitsplatz steht heute ein PC. Für ein Kind mit Schreibproblemen und schlechter visueller Koordination kann das eine große Hilfe sein. Ein Computer erleichtert das Schreiben enorm und hilft sogar bei Rechtschreibung, Grammatik und Aussprache. Man sollte also Kindern für ihre Schularbeiten die Benutzung eines PCs gestatten, wenn sie Probleme mit der Feinmotorik haben. Ein Computer kann im Unterricht eine wunderbare Alternative zum täglichen Kampf mit Papier und Bleistift sein.

Schlafhygiene

Ein ständig müdes Kind kann sich im Unterricht nicht gut konzentrieren. Also ist es für ein Kind mit Tourette-Syndrom besonders wichtig, dass es genug Schlaf bekommt. Am besten gewöhnt man das Kind an feste Schlafenszeiten, und man sollte späte Mahlzeiten und abendliches Fernsehen vermeiden.

Andere Hilfen

Jede Schule sollte sich dafür verantwortlich fühlen, dass jedes Kind sein geistiges Potenzial voll ausschöpfen kann. Die meisten Schüler schaffen das problemlos im normalen Schulsystem. Wenn ein Kind besondere Hilfen braucht, sollte die Schule das berücksichtigen und die nötigen Maßnahmen ergreifen. Die Schule kann auch spezielle Hilfen für einzelne Kinder beantragen. Das kann besonderes Material sein, ein Laptop oder die Einzelbetreuung für einige Stunden pro Woche. Eltern sollten zumindest die Schulen dazu drängen.

8 Umgang mit Ausgrenzung und Schikanen

Die meisten Menschen haben irgendwann in ihrem Leben Erfahrungen mit irgendeiner Form von Schikane gemacht. Niemand ist dagegen gefeit, und sogar Superstars wie Tom Cruise, Harrison Ford und Michelle Pfeiffer wurden bereits schikaniert.

Schikanen und Ausgrenzung können dauerhafte negative Auswirkungen auf die Gesundheit und das Verhalten eines Kindes haben. Solche Ereignisse müssen deshalb äußerst ernst genommen werden. Wenn sich ein Kind auf irgendeine Weise von den anderen unterscheidet, durch einen fremdartigen Akzent, eine andere Hautfarbe oder eine körperliche oder geistige Behinderung, oder wenn es sich einfach nur anders verhält, wird es immer jemanden geben, der eine abfällige Bemerkung macht. Wenn so etwas nicht sofort gestoppt wird, kann das betroffene Kind schnell zum Opfer von Schikanen werden.

Ein Kind mit Tics unterscheidet sich von den meisten anderen Kindern in der Schule. Durch seine auffälligen motorischen und die geräuschvollen sprachlichen Tics wird es leicht zum Außenseiter. Dazu kommen Eigenheiten wie Impulsivität, schlechte Handschrift und Lernschwierigkeiten. Einige Mitschüler nehmen diese Dinge gern zum Anlass, sich lustig zu machen und das Kind zu ärgern. Dies ist eine weitere schwierige emotionale Problematik, auf die Eltern von Kindern mit Tourette-Syndrom gefasst sein müssen.

Was sind Schikanen?

Man spricht von Schikanen, wenn jemand wiederholt negativem Verhalten vonseiten einer oder mehrerer Personen ausgesetzt ist, genauer gesagt, wenn diese Personen ihn absichtlich auf irgendeine Weise verletzen oder zu verletzen versuchen, und wenn dabei ein unfaires Kräfteverhältnis zwischen Angreifer und Opfer besteht (Olweus, 1994). Dies unterscheidet Schikanen von den normalen Spielplatzrangeleien zwischen Gleichstarken.

Kinder können offen oder versteckt schikaniert werden. Neben körperlichen Angriffen, Beschimpfungen oder beleidigenden Gesten kann es auch sein, dass das Kind ignoriert oder isoliert oder dass hinter seinem Rücken gelästert wird.

Dauerhafte Folgen von Schikanen

Schikanieren ist unfair und gemein, und es kann schlimme, dauerhafte Folgen für ein Kind haben. Das können psychische Probleme wie Alpträume oder Angstzustände sein. In manchen Fällen können Schikanen auch zu schweren psychischen Erkrankungen wie Depressionen, Angsterkrankungen oder posttraumatischer Stressstörung (PTSS) führen. Es kann zu Schulproblemen, Beziehungsstörungen, Selbsthass und sogar Suizid kommen.

Die Opfer von Schikanen

Oft kann man feststellen, dass Kinder, auf denen immer wieder herumgehackt wird, folgende Eigenschaften aufweisen:

- ängstliche, sensible Persönlichkeit,
- geringes Selbstwertgefühl,
- Einzelgänger mit wenigen Kontakten,
- passiv und leicht zu dominieren,
- von zu Hause daran gewöhnt, gehänselt zu werden.

Manchmal hat man jedoch auch einfach nur das Pech, zur falschen Zeit am falschen Ort zu sein. Dennoch sollten Eltern und Lehrer im Blick haben, dass die oben genannten Eigenschaften ein Kind leichter zum Opfer von Schikanen machen.

Typische Merkmale von Kindern, die schikanieren

- Sie verhalten sich aggressiv gegenüber Gleichaltrigen und Erwachsenen.
- Sie sind nicht besonders beliebt; umgeben sich mit einer kleinen Clique von zwei oder drei anderen Kindern.
- Sie haben ein starkes Bedürfnis nach Macht.
- Sie haben oft familiäre Probleme.
- Sie fühlen sich unsicher und unbedeutend – andere zu schikanieren gibt ihnen das Gefühl von Stärke.
- Sie können sich nicht in andere hineinversetzen und ahnen gar nicht, wie sich ihr Opfer fühlt.
- Sie sind oft neidisch auf andere.

Schikanen und Tourette-Syndrom

Jeder, der auf irgendeine Weise anders ist als die Mehrheit, muss damit rechnen, dass man ihn hänselt. Tics zu haben bedeutet leider, sich ziemlich auffällig von den anderen zu unterscheiden, also ist die Wahrscheinlichkeit, dass ein Kind mit Tics schikaniert wird, extrem hoch.

Ein anderer Grund, warum es gerade Kinder mit Tourette-Syndrom trifft, liegt darin, dass sie die charakteristischen Merkmale „provozierender Opfer“ haben weil sie sowohl ängstliche als auch aggressive Reaktionen hervorrufen. Kinder mit Tourette-Syndrom können sich nur schwer konzentrieren und sind oft impulsiv. Manchmal sind sie auch hyperaktiv, leiden also zusätzlich am Aufmerksamkeits-Defizit-Hyperaktivitäts-Syndrom (ADHS). Da solche Kinder zappelig und unruhig sind, kann das zu Irritationen und Spannungen in ihrem Umfeld führen. Das macht sie nicht unbedingt beliebt bei ihren Mitschülern. Manche Mitschüler vermeiden von sich aus den Kontakt, damit sie sich nicht mit der „Krankheit anstecken“, oder sie machen sich einfach darüber lustig.

Kinder mit Tourette-Syndrom haben oft heftige Wutausbrüche und werden schnell aggressiv. Das merken andere Kinder schnell und machen sich einen Spaß daraus, sie so lange zu ärgern, bis sie ausrasten und Ärger bekommen.

All dies sollten die betroffenen Eltern dem Kind und sich selbst klarmachen und darauf vorbereitet sein. Die Tipps im 9. Kapitel können dazu beitragen, die schädlichen Auswirkungen von Beleidigungen und Hänseleien zu reduzieren. Professionelle Helfer sollten genau auf Anzeichen von Schikanen achten und gegebenenfalls Kontakt zur Schule aufnehmen.

Anzeichen von Schikanen

Folgende Anzeichen können darauf hinweisen, dass ein Kind schikaniert wird:

- plötzliche Verschlossenheit
- Streitsucht
- plötzliche Schulangst
- Stehlen
- Schlafstörungen
- Einnässen oder Einkoten
- Verletzungen
- Zeichen von geringem Selbstwertgefühl
- Entwicklungsrückschritte
- Anzeichen von Depression
- „Verschwinden“ von persönlichem Besitz.

Viele Eltern von Kindern mit Tourette-Syndrom sind daran gewöhnt, dass ihr Kind nicht besonders gut organisiert ist und immer wieder Dinge verlegt oder verliert. Das kann an seinem schlechten Gedächtnis oder an Konzentrationsstörungen liegen. Wenn aber immer wieder wertvolle oder besonders geliebte Dinge verschwinden, wie Sammelbilder, Essensgeld, besondere Kleidungsstücke oder Taschen – sollte man unbedingt genau nachfragen, was geschehen ist. Möglicherweise haben andere Kinder diese Dinge weggenommen. Vielleicht hat das Kind sie auch selbst einem Mitschüler gegeben, von dem es drangsaliert wurde, um ihn zu besänftigen.

Was kann man tun, wenn ein Kind schikaniert wird

Ein Kind, das schikaniert wird, sollte sicher sein, dass seine Eltern diese Sache ernst nehmen. Es ist wichtig, dem Kind zuzuhören, um ein möglichst genaues Bild zu erhalten, was geschehen ist. Das Kind braucht die Gewissheit, dass seine Eltern alles tun werden, um ihm zu helfen, und dass sie ruhig und besonnen bleiben. Eine Reaktion von der Art: „Morgen geh ich in die Schule und werde denen eine Lektion erteilen" ist das Letzte, was ein Kind braucht. Stattdessen sollte man ihm versichern, dass Eltern und Lehrer gemeinsam die Angelegenheit regeln werden. Wenn das Kind sich davor fürchtet, seine Peiniger an die Öffentlichkeit zu bringen, kann man ihm erklären, dass sie möglicherweise auch noch andere Kinder drangsalieren und es deshalb wichtig ist, auch andere zu schützen.

Sobald die Eltern ausreichend informiert sind, sollten sie möglichst kurzfristig mit dem Klassenlehrer sprechen. Manche Eltern möchten sich vielleicht gleich an den Schulleiter wenden. Das kann sinnvoll sein, wenn ihr Kind von Schülern einer anderen Klasse gemobbt wird. Geht es nur um Schüler der eigenen Klasse, ist der Klassenlehrer der bessere Ansprechpartner.

Die Eltern sollten den Lehrer bitten, der Sache nachzugehen und sie über die Ergebnisse zu informieren. Außerdem sollte man sich erkundigen, wie die Schule im Allgemeinen auf Schikanen zwischen Schülern reagiert. Eltern sollten sich nicht mit Versprechungen abspeisen lassen, sondern diesen Vorfall weiterverfolgen.

Es ist sinnvoll, sich während der Gespräche in der Schule oder unmittelbar danach Notizen zu machen und diese Notizen aufzubewahren. Außerdem sollte man alle Vorfälle unter Angabe von Datum und Uhrzeit detailliert aufschreiben.

Die Schule ist verpflichtet, Schikanen zwischen Schülern ernst zu nehmen. Eltern können erwarten, dass Lehrer alles in ihrer Macht Stehende tun, um ihr Kind zu schützen. Es sollten Gespräche mit Tätern und Opfern stattfinden, auch Zeugen und Eltern beider Seiten sollten befragt werden. Schüler, die ein Kind schikaniert haben, sollten die Möglichkeit bekommen, ihr Verhalten zu erklären. Man muss aber unmissverständlich klarmachen, dass solches Verhalten inakzeptabel ist und Konsequenzen hat.

Mögliche Konsequenzen vonseiten der Schule:

- ➢ Der Täter sollte sich bei seinem Opfer persönlich und auch schriftlich entschuldigen.
- ➢ Der Täter muss sich verpflichten, Aufgaben für die Schule/Klasse zu übernehmen, beispielsweise die Reinigung des Aquariums oder Müll im Schulhof aufsammeln.
- ➢ Nachsitzen nach Schulschluss oder „Arrest" während der Pausen.
- ➢ Wenn das Schikanieren trotz allem nicht aufhört oder wenn die Vorfälle besonders schwerwiegend waren (wenn beispielsweise Waffen benutzt werden), sollte die Schule einen Verweis erwägen.
- ➢ Wenn Eltern feststellen, dass die Schule die Vorfälle nicht ernst genug nimmt, sollten sie sich an die Elternvertretung und an die Schulbehörde wenden.

Das Kind bei Schikanen unterstützen

Ein niedriges Selbstwertgefühl trägt dazu bei, ein Kind zu einem leichten Opfer von Schikanen zu machen. Eltern sollten also alles dafür tun, das Selbstbewusstsein ihres Kindes zu stärken (siehe 9. Kapitel).

Sobald sie feststellen, dass ihr Kind in der Schule schikaniert wird, sollten Eltern mit ihm darüber sprechen, was Schikanen bedeutet, und warum Menschen so etwas tun. Dieses Wissen kann ihm helfen, sich angemessen zu verhalten und sich zu wehren. Dabei kann man auch von eigenen Erfahrungen und Erinnerungen erzählen. Das gibt dem Kind das Gefühl, nicht der einzige Mensch zu sein, dem so etwas widerfährt, und es ist gut zu wissen, dass die Eltern sich wirklich vorstellen können, was es durchmachen muss.

Umgang mit Hänseleien

Die beste Methode, mit Hänseleien umzugehen, ist, sie zu ignorieren. Wenn nicht die erwartete wütende Reaktion kommt, werden sich die Peiniger möglicherweise zurückziehen.

Eine kreative Möglichkeit, mit Hänseleien umzugehen, ist, Beleidigungen in Komplimente zu verwandeln. Wenn beispielsweise jemand sagt: „Hey, Ticky, du altes Nervenbündel“, wäre eine mögliche Reaktion: „Ja, stimmt, ich hab eine Menge Nerven, wie wir alle.“ Dem Beleidiger zuzustimmen nimmt ihm den Wind aus den Segeln.

Ein Kind mit Tics wird häufig von seinen Mitschülern nachgeäfft. Wenn das passiert, kann das Kind wiederum die gleiche Taktik anwenden und beispielsweise sagen: „Schön, dass es euch so gut gefällt, danke fürs Kompliment.“ Das irritiert jeden Angreifer und gibt dem Kind ein wenig Kontrolle über die Situation. Eltern können solche Situationen mit ihrem Kind in einem Rollenspiel regelrecht üben.

Wenn das Schikanieren länger anhält, ist es wichtig, das Kind zu ermutigen, seine Gefühle zu zeigen. Wenn es beleidigt wird, hat eine Reaktion wie: „Du sollst mich nicht so nennen“, wenig Wirkung. Allein die Formulierung, „du sollst nicht“, ermutigt den Angreifer eher. Wenn das Kind aber sagt: „Ich werde total sauer, wenn du so was sagst“, ohne dabei weinerlich zu klingen, wirkt das vermutlich überraschend und bringt den Täter aus dem Konzept.

Vorsichtsmaßnahmen

Eltern sollten darauf achten, dass das Kind dem Täter möglichst aus dem Weg geht. Vielleicht sollte es bestimmte Ecken des Schulhofs meiden oder einen anderen Schulweg nehmen.

Wenn es oft in der Mittagspause geärgert wird, sollte es sich, wenn möglich, eine Pausenbeschäftigung innerhalb des Schulgebäudes suchen, beispielsweise in der Bibliothek oder im Computerraum.

Andere Formen der Unterstützung

Wenn das Kind trotz allem nicht allein zurechtkommt, könnte man (eventuell im Internet) eine Selbsthilfegruppe für Opfer von Schikanen ausfindig machen.

Wenn das Kind unter Albträumen, Panikattacken, Schulphobie oder Depressionen leidet, sollte man sich an einen Arzt oder Kinderpsychologen wenden.

Was die Schule gegen das Schikanieren tun kann

Viele Schulen haben sich bereits mit Maßnahmen gegen das Schikanieren beschäftigt. Aufgrund von Überlastung kennt nicht jeder Lehrer solche Maßnahmen und kann sie in der Schulpraxis auch anwenden. Eltern sollten unbedingt die Schulleitung oder Schulbehörde nach entsprechenden Maßnahmen fragen.

In einer idealen Schule sollten sowohl die Opfer als auch die Zeugen von Schikanen mit den Lehrern darüber sprechen. An manchen Schulen können Schüler anonym auf solche Vorfälle hinweisen. An anderen Schulen gibt es sogar Arbeitsgruppen zum Thema Schikanen.

Professor Dan Olweus, ein norwegischer Experte, hat mit relativ einfachen Maßnahmen das Schikanieren an Schulen entschärft und durch Schulung des Sozialverhaltens der Schüler das Schikanieren deutlich verringert (Olweus, 1994). Viele Schulen im norwegischen Bergen haben daraus das folgende Konzept entwickelt:

- regelmäßige Gespräche in den Klassen über das Anti-Schikanen-Konzept,
- gemeinsame Entwicklung von Strategien, um Schikanieren aufzudecken.
- Entwicklung von Verantwortlichkeit der ganzen Klasse für die Verhinderung von Schikanen,
- Verbesserung der Identifizierung von Schikanen durch Verwendung von Fragekatalogen und
- Durchführung von Schulkonferenzen über die Bedeutung und Auswirkung des Schikanierens.

Wie verhindert man, dass das eigene Kind andere schikaniert?

Wenn Eltern erfahren, dass ihr Kind in der Schule schikaniert wird, sind sie natürlich schockiert und besorgt. Ebenso entsetzt sind viele Eltern, wenn sich herausstellt, dass ihr Kind Mitschüler tyrannisiert. Kinder, die andere schikanieren, weisen bestimmte Charakterzüge auf.

Es ist durchaus denkbar, dass auch Kinder mit Tourette-Syndrom andere schikanieren. Sie haben am eigenen Leib erfahren, wie es sich anfühlt, das Opfer zu sein. Durch ihre Impulsivität und häufig auch durch ihr hyperaktives Verhalten kann es vorkommen, dass sie ihre Aggressionen an anderen abreagieren.

Manchmal sind es auch innerfamiliäre Umstände, die ein Kind dazu bringen, andere zu schikanieren, u. a.:

1. Eine negative emotionale Grundhaltung der primären Bezugsperson/en (in den meisten Fällen der Mutter) in den ersten Lebensjahren des Kindes. Eine solche Haltung, die sich in mangelnder Wärme und Zuneigung ausdrückt, vergrößert die Wahrscheinlichkeit, dass das Kind aggressiv und feindselig wird.
2. Zu große Nachgiebigkeit. Wenn die Hauptbezugsperson generell nachgiebig und tolerant ist und dem aggressiven Verhalten gegenüber Gleichaltrigen, Geschwistern und Erwachsenen keine klaren Grenzen setzt, kann das die Aggressionen noch verstärken.
3. Machtorientierte Erziehungsmethoden wie körperliche Strafen und Wutausbrüche. Kinder, deren Eltern häufig solche Methoden anwenden, werden wahrscheinlich sehr viel aggressiver sein als der Durchschnitt.
4. In solchen Fällen ist es wichtig, mit den Eltern über ihren Erziehungsstil und dessen mögliche Folgen für das Kind zu sprechen. Dabei kann es sinnvoll sein, eine Erziehungsberatungsstelle oder einen Familienpsychologen zu Rate zu ziehen.

Kinder zu richtigem Verhalten erziehen

Nichtaggressives Verhalten sollte schon in den ersten Lebensjahren gelernt werden, sodass das Kind bei Eintritt in die Grundschule in der Lage ist, seine Aggressionen zu kontrollieren.

Dabei spielen die Eltern eine wichtige Rolle. Sie sollten

- ➢ ein Beispiel für eine gute Beziehung geben,
- ➢ vorleben, dass Konflikte und Meinungsverschiedenheiten auch ohne Gewalt ausgetragen werden können,
- ➢ dem Kind früh vermitteln, dass gewalttätiges Verhalten inakzeptabel ist,
- ➢ ihm zeigen, wie man fürsorgliche und einfühlsame Beziehungen führt,
- ➢ darüber sprechen, wie man sich als Opfer fühlt, und
- ➢ ihr Kind ermutigen, über seine Gefühle zu sprechen, wenn es aufgeregt und wütend ist.

Eltern sollten also aktiv Einfluss nehmen, statt darauf zu hoffen, dass sich aggressives Verhalten einfach irgendwann „auswächst".

Umgang mit Wut und Aggressivität

Der Umgang mit Wut wurde im 6. Kapitel bereits ausführlich besprochen. Man kann sehr früh anfangen, dem Kind zu zeigen, wie es seine Aggressionen beim Sport und bei anderen Aktivitäten austoben kann. Dies hat gleichzeitig einen positiven Effekt auf das Selbstwertgefühl. Ein schwaches Selbstwertgefühl kann dazu führen, dass ein Kind andere tyrannisiert.

Beaufsichtigung

Viele Eltern und manche Fachleute nehmen an, dass alle Kinder in etwa gleich sind und das gleiche Maß an Beaufsichtigung brauchen, um gewalttätiges Verhalten zu verhindern. Dies ist jedoch mit Sicherheit nicht der Fall. Wenn ein Kind eine gewalttätige Vorgeschichte hat, sollte man es (so unpraktisch und zeitraubend das auch sein mag) nie auch nur für eine halbe Stunde mit seinen Freunden unbeaufsichtigt lassen, wenn man nicht einen weiteren „Vorfall" riskieren möchte.

Das Thema Beaufsichtigung während der Schulzeit ist deshalb so wichtig, weil Schikanen oft genau zu jenen Zeiten stattfindet, wenn die Kinder praktisch unbeaufsichtigt sind. Besonders in den Pausen ergreifen aggressive Kinder oft die Gelegenheit, andere Kinder zu schikanieren. Eine Verstärkung der Pausenaufsichten käme nicht nur den Opfern, sondern letztlich auch den aggressiven Kindern zugute.

9 Stärkung des Selbstwertgefühls

Das „Selbstwertgefühl" definiert, was ein Mensch normalerweise von sich selbst hält. Menschen mit hohem Selbstwertgefühl haben meist ein gutes Verhältnis zu sich selbst. Sie sind fast immer zufrieden, offen und freundlich. Menschen mit schwachem Selbstwertgefühl schätzen sich selbst eher gering ein. Sie haben das Gefühl, nicht so gut, so klug oder so attraktiv zu sein wie andere. Weil sie dazu neigen anzunehmen, dass alle anderen besser sind als sie, halten sie sich möglichst aus allem heraus und meiden soziale Kontakte. Dieses negative Gefühl sich selbst gegenüber ist meist in der Kindheit entstanden und hat sich im Laufe der Jahre verstärkt und gefestigt.

Bei manchen Menschen entwickelt sich das negative Selbstwertgefühl aus einer gewissen genetischen Vorbelastung heraus, dann gibt es häufig auch Fälle von klinischer Depression in der Familie. Diese Menschen haben eine pessimistische Einstellung zu ihren eigenen Fähigkeiten und meinen, von anderen eher negativ beurteilt zu werden.

Kinder, die sich wertlos und unnütz fühlen, wurden dazu in den meisten Fällen von ihren Eltern, Verwandten, anderen Kindern oder auch Lehrern veranlasst. Die Beziehungspersonen prägen maßgeblich das Selbstbild von Kindern, denn bei ihnen sucht das Kind Orientierung und Anerkennung. Viele Menschen können sich an negative Kommentare von Eltern oder Lehrern erinnern, die möglicherweise schon zehn, zwanzig, dreißig Jahre oder noch länger zurückliegen. Sie können sich genau an die Gefühle erinnern, die diese Äußerungen bei ihnen ausgelöst haben. Die Erinnerung an positive Bemerkungen in unserer Kindheit ist dagegen lange nicht so gut.

Fast jeder Mensch hat irgendwann in seinem Leben negative Bemerkungen einstecken müssen und war deshalb verärgert oder verletzt. In den meisten Fällen sind aber die Auswirkungen solcher Ereignisse nicht so dramatisch, dass sie wirklich nachhaltige emotionale Schäden anrichten und ein ganzes Leben lang nachwirken. Es kann auch vorkommen, dass negative Äußerungen ein Kind dazu anspornen, Großes zu erreichen, um Eltern oder Lehrern zu beweisen, dass es falsch eingeschätzt wurde. Wenn Kinder aber beinahe täglich und bei vielen Gelegenheiten mit negativen Kommentaren von unterschiedlichen Menschen konfrontiert sind, entwickeln sie fast zwangsläufig ein negatives Selbstbild und ein Gefühl von Wertlosigkeit.

Tourette-Syndrom und Selbstwertgefühl

Geringes Selbstwertgefühl von Kindern mit Tourette-Syndrom kann viele Gründe haben. Vielleicht wurde es von Eltern, Geschwistern und anderen Familienmitgliedern oft kritisiert, weil es laut ist oder herumzappelt. Dies sind aber Dinge, die das Kind nicht verändern kann, weil es eben „so ist". Dieses Kind wird wegen seiner „schlechten Angewohnheiten" ausgeschimpft, und obwohl es beteuert, dass es die Töne und ruckartigen Bewegungen nicht verhindern kann, glaubt ihm das niemand. Es bekommt so oft zu hören, dass es ein „unartiges" Kind sei, bis es das schließlich selbst glaubt. In der Schule wird es möglicherweise wegen seines auffälligen Verhaltens von den Mitschülern ausgelacht und körperlich angegriffen. Manche Lehrer halten die sprachlichen Tics oder die Echolalie für Albernheiten, die den Unterricht stören, und bestrafen das Kind vor der ganzen Klasse. Dies alles kann sich verheerend auf das Selbstwertgefühl eines Kindes mit Tourette-Syndrom auswirken. Wenn ein solches Kind zusätzlich hyperaktiv ist (ADHS Aufmerksamkeits-Defizit-Hyperaktivitäts-Syndrom), hat es zudem meist gravierende Lernschwierigkeiten, Konzentrationsstörungen und Schreibprobleme. Koordinationsstörungen führen zu Ungeschicklichkeit im Sportunterricht. Diese Kinder werden von Lehrern und Mitschülern kritisiert und fühlen sich verständlicherweise unglücklich – niemand ist gern der Klassentrottel.

Kinder mit Tourette-Syndrom werden meist seltener von den Lehrern gelobt und oft zu Unrecht kritisiert. Dies macht die Kinder besonders anfällig für die Entwicklung eines negativen Selbstbildes.

Wie wichtig ein starkes Selbstwertgefühl ist, kann man an Kindern erkennen, die unter besonders schweren Formen des Tourette-Syndroms leiden. Manche Kinder mit lauten sprachlichen Tics oder auffälligen, schmerzhaften motorischen Zuckungen sind nämlich dennoch mit sich zufrieden, weil sie Freunde, Familien und Lehrer haben, die sie bestärken und unterstützen. Solche Kinder können sich positiv entwickeln, weil sie so akzeptiert werden, wie sie sind, und darum auch ihre Stärken kennenlernen können. Familien und Freunde akzeptieren die „störenden" lauten Geräusche des Kindes, weil sie zu seiner Krankheit gehören und unabwendbar sind. Wenn Kinder nicht ständig mit Kritik und genervten Kommentaren konfrontiert sind, können sie selbstzufrieden aufwachsen und akzeptieren, dass sie durch das Tourette-Syndrom zwar anders als andere, aber dennoch keine krassen Außenseiter sind.

Manche Kinder mit schwächeren Tics wie Augenzwinkern oder leichtem Kopfrucken sind dagegen oft völlig verzweifelt, weil sie von Freunden und der Familie nicht unterstützt werden. Wenn die Eltern ein Kind wegen seinem Zwinkern oder Kopfwackeln ständig kritisieren, kann das Zuhause, das ja ein Zufluchtsort vor möglichen Angriffen und Ungerechtigkeiten in der Schule sein sollte, ein unberechenbarer, feindseliger Ort werden. Ein solches Kind hat dann weder Verbündete noch Unterstützung und wird sich immer mehr in sich selbst zurückziehen. Ohne Hilfe wird sich sein Gefühl von Wertlosigkeit möglicherweise bis zu einer Depression oder zu heftigen Gefühlen von Selbsthass steigern. Wie ein Kind sich selbst und seine Tics erlebt, ist ein wichtiger Faktor für seine Entwicklung.

Ein Kind bei der Entwicklung eines intakten Selbstwertgefühls zu unterstützen ist eine Aufgabe, die Eltern und Lehrer nicht vernachlässigen dürfen.

Stärkung des Selbstwertgefühls

Häufiges Lob

Kinder brauchen die Sicherheit, dass ihre Eltern sie lieben und Zutrauen zu ihnen und ihren Fähigkeiten haben. Schon Kleinkinder registrieren ein Lob für ihre ersten wackeligen Schritte oder für die Leistung, einen Baustein auf den anderen setzen zu können, und wollen das wiederholen. Dann strengen sie sich an, und sie schauen dabei ständig Beifall heischend zu ihren Eltern. Alle Kinder wollen ihren Eltern gefallen und wünschen sich deren positive Reaktion. Dies macht Kinder sicher und zufrieden. Kinder brauchen während ihrer Entwicklung das Lob ihrer Eltern, einige junge Leute brauchen diese Ermutigung bis zum Erwachsenenalter. Werden die Kinder dagegen ständig kritisiert, entwickeln sie ein negatives Selbstbild.

Die meisten Menschen funktionieren wie Journalisten – sie neigen dazu, nur die negativen Dinge wahrzunehmen. Dazu kommt, dass Eltern ihren Kindern ständig sagen, wie „ungezogen“ oder „böse“ sie sind, die guten Eigenschaften werden jedoch nur selten erwähnt. Auch kleine Dinge zu loben, die ein Kind gut gemacht hat, kann einen enormen positiven Effekt haben. Wenn beispielsweise Daniel beim Fußball den entscheidenden Elfmeter verschossen hat und seine Mannschaft die Meisterschaft verliert, verdient er trotzdem Lob dafür, dass er mitgeholfen hat, sein Team ins Finale zu bringen. Natürlich ist das nicht wirklich ein Trost dafür, das Spiel verloren zu haben. Doch dieses Lob, auch wenn es belanglos erscheint, ist für Daniels Selbstwertgefühl äußerst wichtig.

Lob darf niemals geheuchelt sein, denn Kinder durchschauen das sofort. Man sollte also nicht sagen: „Super, du bist ein Genie!“, wenn ein Kind nur einen von zehn Punkten in einem Test erreicht hat. Wenn Eltern aber das Gefühl haben, dass ihr Kind sich im Test wirklich bemüht hat, kann ein Lob auch bei einer geringen Punktzahl angebracht sein, vielleicht mit ermutigenden Vorschlägen, wie das Kind beim nächsten Mal seine Punktzahl verbessern kann.

Es ist wichtig, ein Gefühl für die richtigen Anlässe und das richtige Maß des Lobens zu entwickeln. Übertriebenes Lob kann Kinder auch arrogant machen.

Unterstützung und Ermutigung

Um sich an neue Dinge heranzuwagen, braucht ein Kind die Sicherheit, dass es von seinen Eltern immer unterstützt wird. Deshalb sollten Eltern die Bemühungen ihres Kind bestärken und loben, auch wenn es nicht immer erfolgreich ist. Kommentare wie: „Mach dir nichts draus, du hast dein Bestes getan“ und: „Toll, dass du es versucht hast, ich bin stolz auf dich“, wirken sehr ermutigend. Eltern sollten ihrem Kind zeigen, dass sie Vertrauen in seine Ideen und Fähigkeiten haben, und ihm helfen, an sich selbst zu glauben. Ein Kind, das geliebt wird, wenn es mal versagt, wird mit viel Selbstvertrauen die Herausforderungen des Lebens bewältigen.

Dem Kind Verantwortung übergeben

Verantwortung übernehmen kann alltägliche Dinge betreffen wie das Reinigen des Aquariums einmal im Monat oder das Mithelfen beim Schneiden der Hecke im Vorgarten. Es sollten aber auch unterhaltsame Sachen dazugehören wie die Entscheidung, welches Geschenk der Lieblingsonkel zum Geburtstag bekommen soll oder in welches Restaurant die Familie am Wochenende essen geht.

Wenn ein Kind kleine Aufgaben zugewiesen bekommt, wie das regelmäßige Tischdecken oder das Einschenken der Getränke bei den Mahlzeiten, zeigt man, dass man ihm gewisse Kompetenzen zutraut. Kinder fühlen sich aufgewertet, wenn sie aktiv am Familienalltag mitwirken können.

Auch in der Schule ist Verantwortung wichtig für die Entwicklung eines gesunden Selbstwertgefühls des Kindes. Das können durchaus einfache Dinge sein, beispielsweise die Zuständigkeit für die Buntstifte und dafür zu sorgen, dass sie immer gut angespitzt sind, oder auswählen dürfen, welche Geschichte die Klasse als Nächstes liest. Kinder mit Tourette-Syndrom und Tics werden von den Lehrern meist übergangen, wenn es um die Vergabe solcher Aufgaben und Dienste geht. Das kann daran liegen, dass die Lehrer meinen, das Kind wäre vielleicht überfordert. Gerade das schadet aber dem Selbstwertgefühl.

Viele Erwachsene mit Tourette-Syndrom erinnern sich, nie drangekommen zu sein, wenn in der Klasse vorgelesen wurde, und nie eine wichtige Rolle bei Schulaufführungen bekommen zu haben. Sicher gibt es viele Kinder mit Tourette-Syndrom, die lieber nicht im „Rampenlicht" stehen wollen. Andere würden aber viel dafür geben, einmal eine Hauptrolle spielen zu dürfen.

Gemeinsam lachen und Spaß haben

Die Redensart, „Lachen ist die beste Medizin", stimmt wirklich. Humor macht das Leben leichter, er ist eine gute Waffe gegen Stress und hilft, mit den Problemen des Lebens besser fertig zu werden. Unternehmungen mit den Eltern und der Familie sind ebenfalls wichtig für Kinder. Es gibt ihnen das Gefühl von Sicherheit und Dazugehörigkeit. Die meisten Kinder sind zufrieden und haben Spaß daran, wenn ihre Eltern etwas mit ihnen unternehmen, beispielsweise Ausflüge machen, essen gehen oder auch nur gemeinsam fernsehen. Für Heranwachsende ist es gut, möglichst viele schöne Erinnerungen an die Kindheit zu haben.

Viel erleben

Eltern sollten ihre Kinder zu Aktivitäten ermutigen, die ihnen neue Erfahrungen, Eindrücke und Anregungen vermitteln. Das können Besuche im Museum, von Kinos, Theatern oder Bibliotheken sein, die Mitgliedschaft bei den Pfadfindern, interessante Hobbys oder Aktivitäten in Vereinen. So etwas muss nicht teuer sein. Oft gibt es Ermäßigungen oder Tage mit freiem Eintritt.

Ein Musikinstrument zu spielen wirkt entspannend und befriedigend. Es gibt viele erfolgreiche Musiker mit Tics.

Auch Sport ist für Kinder mit Tourette-Syndrom sehr sinnvoll. Sport fördert die körperliche Koordinationsfähigkeit und ist außerdem eine Möglichkeit, körperliche Energie auszutoben. Wenn ein Kind sich in einer Sportart hervortun kann, hebt das sein Selbstbewusstsein.

Bei Mannschaftssportarten wie Fußball und Hockey können die Kinder Teamgeist und Sozialverhalten üben. Das Erlernen einer Kampfsportart hilft dem Kind nicht nur, sich gegen Belästigungen zu verteidigen, sondern ist auch eine Möglichkeit, Disziplin zu üben und seine Aggressionen in sinnvolle Bahnen zu lenken.

Ein vollbesetztes Fußballstadion ist ein guter Ort, um sich gemeinsam mit einem Kind mit Tourette-Syndrom Sport anzuschauen. Es ist laut, und die Zuschauer achten kaum auf irgendwelche vokalen oder motorischen Tics.

Die Stärken des Kindes fördern

Problematisch an der Schule ist, dass von Mathematik und Deutsch bis zu Fremdsprachen und Naturwissenschaften vieles gelehrt wird und von allem ein bisschen. Doch kein Kind ist für alle Fächer gleichermaßen begabt, und die meisten Kinder versuchen, den ungeliebten Fächern so schnell wie möglich auszuweichen. Normalerweise sucht man sich einen Beruf mit Aufgaben, die man gut bewältigen kann. Selbst wenn ein Kind nur in einem einzigen Fach gute Noten hat, sollten die Eltern es loben und nach Möglichkeit diese Stärke fördern.

Wenn ein Kind beispielsweise gut mit Computern umgehen kann, sollte man es in den anderen Fächern zwar nach Kräften unterstützen, aber dabei immer seine Computerbegeisterung fördern. Vielleicht wird es später mal Karriere in einer Computerfirma machen.

Stärken zeigen sich nicht nur in der Schule. Häufiges Hervorheben anderer Stärken wie die zuverlässige Pflege eines Haustieres oder das gute Verhältnis zu Freunden ist von unschätzbarem Wert für das Selbstwertgefühl von Kindern mit Tourette-Syndrom. Außerdem kann man so verhindern, dass man sich zu sehr auf Sachen fixiert, die nicht so gut laufen. Oft wird nur gesehen, was ein Kind nicht kann, und nicht, was es gut kann. Einem Kind mit Tourette-Syndrom sollte man helfen, die anderen Qualitäten und Charaktereigenschaften zu entdecken, die es außerdem hat. Eine Liste mit positiven Aspekten des Kindes anzufertigen ist oft hilfreich, um auch solche Seiten zu entdecken.

Lernen, mit Enttäuschungen fertig zu werden

Nichts verläuft immer nach Plan, darum ist es wichtig zu lernen, mit Enttäuschungen fertig zu werden. Man sollte dem Kind dabei helfen und Mitgefühl zeigen. Ein Kind mit Tourette-Syndrom braucht viel Aufmerksamkeit, Lob und Umarmungen, wenn irgendetwas scheitert. Es kann auch tröstlich sein, wenn die Eltern von ähnlichen Situationen in der eigenen Kindheit erzählen.

Mit Enttäuschungen umgehen zu können ist eine wichtige Voraussetzung, um soziale Fähigkeiten zu erlernen und um Beziehungen eingehen zu können. Viele Kinder mit Tourette-Syndrom müssen ständig konkurrieren und wollen bei allen Spielen unbedingt gewinnen. Das führt oft zu Streitigkeiten, und bald haben die Freunde des Kindes keine Lust mehr, mit ihm zu spielen. Wenn seine Beziehungen funktionieren sollen, muss ein Kind lernen, auch mal ein guter Verlierer zu sein.

Ruhig und entspannt bleiben

Wenn Eltern ruhig und entspannt sind, kann sich ihr Kind trotz des Tourette-Syndroms sicher und aufgehoben fühlen. Wenn sich ein Kind entspannen und abschalten kann, wirkt sich das positiv auf sein Selbstwertgefühl aus. Die Fähigkeit, sich zu entspannen, ist nicht nur bei Tics hilfreich, sondern kann auch Wut und Aggression abbauen. Eltern sind die wichtigsten Vorbilder für ein Kind. Wenn sie alles immer kritisch und pessimistisch beurteilen, wird das Kind diese Sichtweise wahrscheinlich übernehmen.

Dem Kind aktiv zuhören

Eltern sollten ihrem Kind stets deutlich machen, dass sie ihm wirklich zuhören, auch wenn es ihnen widerspricht oder sie beschimpft. Eine gute Möglichkeit ist es, wenn Eltern das Gehörte wiederholen. So können auch Missverständnisse leichter vermieden werden. Wenn das Kind etwas Falsches gemacht hat, sollten die Eltern zunächst möglichst wertfreie Fragen stellen, d.h. statt: „Warum hast du das getan?", können sie beispielsweise sagen: „Wie ist es dazu gekommen?" Sie sollten verständnisvoll reagieren und auf die Gefühle des Kindes eingehen, indem sie beispielsweise sagen: „Das muss frustrierend für dich sein" oder: „Es wundert mich nicht, dass du wütend bist." Das zeigt, dass sie wirklich zuhören, und das Kind fühlt sich respektiert.

Großzügig Liebe und Zärtlichkeit geben

Eltern sollten einem Kind mit Tourette-Syndrom ihre Zuneigung ruhig ganz „altmodisch" durch Umarmungen und Küsse zeigen. Manche Kinder lassen sich nicht gern küssen und streicheln, ihnen kann man dann direkt sagen, dass man sich über sie freut. Wenn Kinder sehen, dass ihre Eltern Liebe und Zuneigung zu ihrem Partner und anderen wichtigen Personen in ihrem Leben offen zeigen, lernen sie, ihre Gefühle für andere nicht zu verstecken. Auch das wirkt sich langfristig auf ihr Selbstbewusstsein aus.

Anhang

Glossar

Akathesie

Starke Unruhe. Eventuell Nebenwirkung von Neuroleptika.

Arrhythmie

Unregelmäßige Herztätigkeit.

Athetosis

Unkontrollierbare langsame, sich windende Bewegungen, besonders stark in den Händen.

Aufmerksamkeits-Defizit-Hyperaktivitäts-Syndrom (ADHS)

Eine Entwicklungsstörung, die Schwierigkeiten bezüglich Aufmerksamkeit, Impulsivität und Hyperaktivität beinhaltet.

Chorea

Unwillkürliche, abrupte, unregelmäßige, ziellose und manchmal weit ausholende Bewegungen.

Chorea Huntington

Eine fortschreitende, sich verschlimmernde genetische Krankheit, die in der Jugend oder im Erwachsenenalter einsetzt und zur Demenz führt. Symptome sind sich krümmende Armbewegungen und obsessive Eigenschaften.

Chorea Sydenham

Eine Krankheit, die mehrere Monate nach einer Streptokokken-Infektion und nachfolgendem rheumatischem Fieber auftritt. Die Chorea geht üblicherweise mit Hyperkinesien (unkontrollierbare blitzartig ausfahrende Bewegungen), Hypotonie (Muskelschwäche) und emotionaler Labilität einher. Der Genesungsprozess dauert einige Wochen oder Monate.

Creutzfeldt-Jakob-Krankheit

Eine seltene degenerative Gehirnerkrankung, die durch Prionen – infektiöse Proteinpartikel – hervorgerufen wird.

Dopamin

Ein Neurotransmitter des zentralen Nervensystems, der beim Tourette-Syndrom und bei anderen motorischen Störungen eine Rolle spielt.

Down-Syndrom

Eine angeborene Krankheit, bei der das Chromosom 21 in drei Exemplaren vorliegt. Anzeichen und Symptome sind u. a. kognitive Defizite, breite Hände mit kurzen Fingern, ein kleiner, runder Kopf mit hoher, flacher Stirn und schräg gestellte Augen.

Dystonie

Anhaltende Muskelkontraktionen, die zu sich wiederholenden Bewegungsabläufen oder abnormen Körperhaltungen führen.

Echolalie

Die Worte von anderen wiederholen.

Echopraxie

Das Imitieren von Gesten oder Bewegungen anderer Menschen.

Fragiles-X-Syndrom

Anzeichen dieser Krankheit sind große Ohren, ein lang gezogenes Gesicht, vergrößerte Hoden und kognitive Defizite.

Gutachten

Ein rechtliches Dokument, das die speziellen pädagogischen Bedürfnisse des Kindes und die besonderen Hilfsmaßnahmen, zu denen es berechtigt ist, auflistet.

Klinefelter-Syndrom

Genetische Störung, bei der beim Mann ein zusätzliches (weibliches) X-Chromosom vorliegt. Anzeichen sind Hochwuchs und ein eher femininer Körperbau.

Koprolalie

Wiederholter Gebrauch obszöner oder sozial inakzeptabler Wörter und Ausdrücke.

Kopropraxie

Obszöne Gesten.

Myoklonie

Schüttelkrampf.

Neuroleptika

Medikamente, die als Hauptgruppe der Tranquilizer klassifiziert werden. Dazu gehören „Haloperidol" und „Risperidon".

Neurosyphilis

Eine fortgeschrittene Syphilis-Infektion bei Erwachsenen, die das Nervensystem beeinträchtigt. Symptome sind ein unsteter Gang, Demenz und Gleichgewichtsstörungen.

Neurotransmitter

Chemische Botenstoffe, die Nervenimpulse (Informationen) von einer Zelle an eine andere weitergeben.

Obsessiv-kompulsives Syndrom (Zwangsstörungen)

Eine Persönlichkeitsstörung, die ständig wiederkehrende unerwünschte Gedanken (Obsessionen) und den Zwang, bestimmte Rituale und routinemäßige Abläufe zu wiederholen, beinhaltet.

Palilalie

Seine eigenen Worte wiederholen.

Präsynaptischer Rezeptor

Eine Synapse ist die Schaltstelle zwischen zwei Nervenzellen. Neurotransmitter werden über den synaptischen Spalt weitergeleitet. Es gibt zwei Arten von Rezeptoren, die sich am Endknopf der Nervenzelle befinden. Die Neurotransmitter werden zuerst von den präsynaptischen Rezeptoren freigesetzt und gelangen dann zu den postsynaptischen Rezeptoren der nächsten Zelle.

Schizophrenie

Bezeichnung für eine Gruppe von psychischen Störungen, die vor allem ältere Jugendliche und Erwachsene betrifft. Symptome beinhalten u.a. auditive Halluzinationen sowie Denk-, Wahrnehmungs- und Funktionsstörungen verschiedener Art.

Serotonin

Ein Neurotransmitter, der z.B. bei Zwangsstörungen und Depression eine Rolle spielt.

Störungen im Autistischen Spektrum

Neurologische Entwicklungsstörungen mit Hauptsymptomen wie Defizite bezüglich sozialer Fähigkeiten, Kommunikationsschwierigkeiten und ein zwanghaftes Bedürfnis nach Ritualen und routinemäßigen Abläufen.

Tics

Unkontrollierbare, schnelle, ständig wiederkehrende, unregelmäßige motorische Bewegungen und Lautäußerungen.

Tourette-Syndrom

Eine Störung, die motorische und lautsprachliche Tics beinhaltet.

Tuberöse Sklerose

Eine genetische Erkrankung, die mit epileptischen Anfällen, kognitiven Defiziten und Hautveränderungen einhergeht.

Warnreiz

Eine Empfindung, die einem motorischen oder lautsprachlichen Tic unmittelbar vorangeht.

Wilson-Krankheit (Morbus Wilson)

Eine Erbkrankheit, bei der der Körper vermehrt Kupfer in Leber und Zentralnervensystem speichert.

Zu- und Abnahme von Tics

Die natürlichen Schwankungen der Tics hinsichtlich Intensität und Häufigkeit.

Nützliche Adressen und Websites

Tourette-Gesellschaft Deutschland e.V.
c/o Prof. Dr. med. Aribert Rothenberger
Universität Göttingen Abteilung für Kinder- und Jugendpsychiatrie
Von-Siebold-Straße 5
37075 Göttingen
Telefon: 0551 – 39 67 27
Fax: 0551 – 39 81 20
E-Mail: sekretariat@tgd.tourette.de
Internet: www.tourette-gesellschaft.de

Deutsche Gesellschaft Zwangserkrankungen e.V.
Postfach 1545
49005 Osnabrück
Telefon: 0541 – 35 74 4-33
Fax: 0541 – 35 74 4-35
E-Mail: zwang@t-online.de
Internet: www.zwaenge.de

Das Anderswelt-Forum
AD(H)S-Selbsthilfe-Community
Internet: www.adhs-anderswelt.de

Bundesverband Elterninitiativen
zur Förderung hyperaktiver Kinder e.V.
Postfach 60
91291 Forchheim
Telefon/Fax: 09191 – 3 48 74
E-Mail: BV-AH@t-online.de
Internet: www.osn.de/user/hunter/badd.htm

BKJPP – Berufsverband der Ärzte für Kinder- und Jugendpsychiatrie und Psychotherapie in Deutschland e.V.
Internet: www.bkjpp.de

Bundesverband Aufmerksamkeitsstörung/Hyperaktivität e.V.
Postfach 60
D-91291 Forchheim
Telefon: 09191 – 70 42 60
Fax: 09191 – 34 874
E-Mail: info@bv-ah.de
Internet: http://bv-ah.nanugruppe.de/main.php

Max-Planck-Institut für Hirnforschung
Internet: www.mpg.de

Sterntaler e.V.
Verein zur Förderung begabter Kinder und Jugendlicher mit sensomotorischen Störungen e.V.
Telefon: 0 951 – 50 97 37
Fax: 0951 – 50 97 38
E-Mail: info@sterntalerverein.de
Internet: www.sterntalerverein.de

Wichtige Internet-Adressen

www.tourette.de
www.tourette-syndrom.de
www.tourette-netzwerk.de
www.tourette.ch
www.tourette.at
www.tsa.org.uk
www.tsa-usa.org

Literatur

A

American Academy of Child and Adolescent Psychiatry (1998). Practice Parameters for the Assessment and Treatment of Children and Adolescents with Obsessive-Compulsive Disorder. *Journal of the American Academy of Child and Adolescent Psychiatry, 37* (10 Supplement), 27–45.

American Psychiatric Association (1994). *Diagnostic and Statistical Manual of Mental Disorders (DSM-IV)* (4. Aufl.). Washington DC: American Psychiatric Association. Dt.: *Diagnostische Kriterien DSM-IV.* Deutsche Bearbeitung und Einführung von H. Saß, H. U. Wittchen, M. Zaudig & I. Houben. Göttingen: Hogrefe 1998.

Azrin, N. H. & Nunn, R. G. (1973). A method of eliminating nervous habits and tics. *Behaviour Research and Therapy, 11,* 619–628.

B

Baron-Cohen, S., Mortimore, C., Moriarty, J., Izaguirre, J. & Robertson, M. (1999). The prevalence of Gilles de la Tourette's Syndrome in children and adolescents with autism. *Journal of Child Psychology and Psychiatry, 40* (2), 213–218.

Barrett, P., Healy-Famel, L. & March, J. S. (2004). Cognitive-behavioral famlily treatment of childhood Obsessive Compulsive Disorder: A controlled trial. *Journal of the American Academy of Child and Adolescent Psychiatry, 43* (1), 46–62.

Berg, C. J., Rapoport, J. L. & Flament, M. (1986). The Leyton Obsessionality Inventory – Child Version. *Journal of the American Academy of Child and Adolescent Psychiatry, 25,* 84–91.

British National Formulary (2003). *BNF, March 2003.* London: British Medical Association and Royal Pharmaceutical Society of Great Britain.

Budman, C., Brunn, R., Park, K., Lesser, M. & Olson, M. (2000). Explosive outbursts in children with Tourette's disorder. *Journal of the American Academy of Child and Adolescent Psychiatry, 39,* 1270–1276.

Burd, L. et al. (2001). Long term follow-up of an epidemiologically defined cohort of patients with Tourette syndrome. *Journal of Child Neurology, 16,* 431–437.

C

Chambless, D.L. & Steketee, G. (1999). Expressed emotion and behaviour therapy outcome: A prospective study with obsessive-compulsive and agoraphobic patients. *Journal of Consulting and Clinical Psychology, 67,* 658–565.

Cohen, D.J., Jankovic, J. & Goetz, C.G. (2001). Tourette-Syndrome. *Advances in Neurology, Vol.85,* xviii.

Comings, D.E. & Comings, B.G. (1987). A controlled study of Tourette Syndrome, I–VII. *American Journal of Human Genetics, 41,* 701–866.

D

Dale, R.C. et al. (2002). Post streptococcal autoimmune neuropsychiatric disease presenting as paroxysmal dystonic choreoathetosis. *Movement Disorders, 17,* 817–820.

Demirkiran, M. & Jankovic, J. (1995). Paroxysmal dyskinesias: Clinical features and classification. *Annals of Neurology, 38,* 571–579.

Department for Education (1994). *Special Educational Needs – A Guide for Parents.* London: HMSO.

DiFazio, M.P., Morales, J. & Davis, R. (1998). Acute myoclonus secondary to Group A beta-hemolytic streptococcus infection: A PANDAS variant. *Journal of Child Neurology, 13,* 616–618.

Dulcan, M. (1997). Practice parameters for the assessment of children, adolescents, and adults with attention deficit/hyperactivity disorder. *Journal of American Academy of Child and Adolescent Psychiatry, 36* (supplement), 85–121.

E

Eapen, V., Pauls, D.L. & Robertson, M.M. (1993). Evidence for autosomal dominant transmission in Tourette syndrome: United Kingdom cohort study. *British Journal of Psychiatry, 162,* 593–596.

Eapen, V., Robertson, M.M., Zeitlin, H. & Kurlan, R. (1997). Gilles de la Tourette's Syndrome in special education schools: A United Kingdom study. *Journal of Neurology, 244,* 378–382.

Evers, R.A.F. & van de Wetering, B.J.M. (1994). A treatment model for motor tics based on a specific tension reduction technique. *Journal of Behavioural Therapy and Experimental Psychiatry, 25* (3), 255–260.

G

Gaffney, G. R. , Sieg, K. & Hellings, J. (1994). The MOVES: A self-rating scale for Tourette's Syndrome. *Journal of Child and Adolescent Psychopharmacology, 44* (4), 269–280.

Geller, D. et al. (1998). Is Juvenile OCD a developmental subtype of the disorder? A review of the paediatric literature. *Journal of the American Academy of Child and Adolescent Psychiatry, 37* (4), 420–427.

George, M. S., Trimble, M. R., Ring, H. A., Sallee, F. R. & Robertson, M. M. (1993). Obsessions in Obsessive-Compulsive Disorder with and without Gilles de la Tourette's Syndrome. *American Journal of Psychiatry, 150,* 93–97.

Gerard, E. & Peterson, B. S. (2003). Developmental processes and brain imaging studies in Tourette Syndrome. *Journal of Psychosomatic Research, 55,* 13–22.

Giedd, J. N., Rapoport, J. L., Garvey, M. A., Perlmutter, S. & Swedo, S. E. (2000). MRI assessment of children with Obsessive Compulsive Disorder or tics associated with streptococcal infections. *Biological Psychiatry, 45,* 1564–1571.

H

Hall, M., Costa, D. C. & Shields, J. (1990). Brain perfusion patterns with Tc-99m-HMPAO/SPET in patients with Gilles de la Tourette Syndrome. *European Journal of Nuclear Medicine, 16,* 18.

Heyman, I., Fombonne, E., Simmons, H., Meltzer, H. & Goodman, R. (2001). Prevalence of Obsessive Compulsive Disorder in the British nationwide survey of child mental health. *British Journal of Psychiatry, 179,* 324–329.

Hill, P. & Cameron, M. (1999). Recognising hyperactivity: A guide for the cautious clinician. *Child Psychology and Psychiatry Review, 4* (2), 50–60.

Holzer, J. et al. (1994). Obsessive compulsive disorder with and without a chronic tic disorder: A comparison of symptoms in 70 patients. *British Journal of Psychiatry, 164,* 469–473.

Hornsey, H., Banerjee, S., Zeitlin, H. & Robertson, M. M. (2001). The prevalence of Tourette Syndrome in 13–14-year-olds in mainstream schools. *Journal of Child Psychology and Psychiatry, 42* (8), 1035–1039.

Hyde, T. M., Aaronson, B. A., Randolph, C., Rickler, K. C. & Weinberger, D. R. (1992). Relationship of birth weight to the phenotypic expression of Gilles de la Tourette Syndrome in Monozygotic twins. *Neurology, 42,* 652–658.

K

Kadesjo, B. & Gillberg, C. (2000). Tourette's disorder: Epidemiology and comorbidity in primary school children. *Journal of American Academy of Child and Adolescent Psychiatry, 39* (5), 548–555.

Kostanecka-Endress, T. et al. (2003). Disturbed sleep in children with Tourette Syndrome: A polysomnographic study. *Journal of Psychosomatic Research, 55*, 23–29.

Kumar, R. & Lang, A.E. (1997). Tourette Syndrome: Secondary tic disorders [review]. *Neurology Clinics, 15*, 309–331.

L

Leckman, J.F. et al. (1987). Nongenetic factors in Gilles de la Tourette's Syndrome [letter]. *Archives of General Psychiatry, 44*, 100.

Leckman, J.F. et al. (1989). The Yale Global Tic Severity Scale: Initial testing of a clinician-rated scale of tic severity. *Journal of the American Academy of Child and Adolescent Psychiatry, 28* (4), 566–573.

Leckman, J.F. et al. (1990). Perinatal factors in the expression of Tourette's syndrome: An exploratory study. *Journal of the American Academy of Child and Adolescent Psychiatry, 29*, 220–226.

Leckman, J.F., Walker, D.E., Goodman, W.K., Pauls, D.L. & Cohen, D.J. (1994). „Just right" perceptions associated with compulsive behaviour in Tourette Syndrome. *American Journal of Psychiatry, 151*, 675–680.

Leckman, J.F. et al. (1994/1995). Tic-related vs. non-tic-related Obsessive Compulsive Dosorder. *Anxiety, 1*, 208–215.

Leckman, J.F., et al. (1998). Course of tic severity in Tourette Syndrome: The first two decades. *Pediatrics, 102* (1), 14–19.

Leckman, J.F., Cohen, D.J., Getz, C.G. & Jankovic, J. (2001). Tourette Syndrome: Pieces of the puzzle. *Advances in Neurology, 85*, 369–390.

M

March, J.S. & Mulle, K. (1998). *OCD in Children and Adolescents: A Cognitive-Behavioural Treatment Manual*. New York: Guilford Press.

Moll, G.H. & Rothenberger, A. (2000). Verhaltenstherapie bei Kindern und Jugendlichen mit Zwangsstörungen: Verknüpfung von Entwicklung, Verhalten, Neurobiologie und Therapie. *Verhaltenstherapie* (10), 20–130.

Moriarty, J. et al. (1995). Brain perfusion abnormalities in Gilles de la Tourette's syndrome. *British Journal of Psychiatry, 167*, 249–254.

The MTA Cooperative Group (1999). A 14-month randomised clinical trial of treatment strategies for attention-deficit/hyperactivity disorder. *Archives of General Psychiatry, 56,* 1073–1086.

Müller-Vahl, K. R. (2002). The Treatment of Tourette's Syndrom: Current opinions. *Expert Opinion on Pharmacotherapy, 3* (7), 899–914.

N

NICE (National Institute for Clinical Excellence) (2000). *Guidance for the Use of Methylphenidate for Attention Deficit Hyperactivity Disorder (ADHD) in Childhood.* London: Nice.

O

O'Connor, K. P. & Gareau, D. (1994). *Tics et Problèmes de Tension Musculaire.* Quebec: Sogides.

Olweus, D. (1994). Annotation: Bullying at school. Basic facts and effects of a school based intervention program. *Journal of Child Psychology and Psychiatry, 35* (7), 1171–1190.

P

Peterson, B. S. & Cohen, D. J. (1998). The treatment of Tourette Syndrome: Multimodal, developmental intervention. *Journal of Clinical Psychiatry, 59,* 62–72.

Peterson, B. & Thomas, P. (2000). Functional brain imaging in Tourette's Syndrome: What are we really imaging? In M. Ernst & J. Rumsey (Hrsg.), *Functional Neuroimaging in Child Psychiatry* (S. 242–265). Cambridge: Cambridge University Press.

Peterson, B. S. et al. (2001). Regional brain and ventricular volumes in Tourette syndrome. *Archives of General Psychiatry, 58,* 427–440.

Phelan, T. W. (1995). 1-2-3 Magic: *Effective Discipline for Children 2–12.* Glen Ellyn, IL: Child Management Inc.

R

Robertson, M. M. (1994). Annotation: Gilles de la Tourette's syndrome – an update [review]. *Journal of Child Psychology and Psychiatry, 35,* 597–611.

Robertson, M. M. (2000). Invited review: Tourette Syndrome, associated conditions and the complexities of treatment. *Brain, 123,* 425–462.

Robertson, M. M., Banerjee, S., Hiley, P. J. & Tannock, C. (1997). Personality disorder and psychopathology in Tourette's Syndrome: A controlled study. *British Journal of Psychiatry, 171,* 283–286.

Robertson, M. M. & Eapen, V. (1996). The National Hospital Interview Schedule for the assessment of Gilles de la Tourette Syndrome. *International Journal of Methods in Psychiatric Research, 6,* 203–226.

Rothenberger, A. et al. (2001). Sleep and Tourette Syndrome. *Advances in Neurology, 85,* 245–259.

S

Scahill, L. et al. (1997). Children's Yale-Brown Obsessive Compulsive Scale: Reliability and validity. *Journal of the American Academy of Child and Adolescent Psychiatry, 36,* 844–852.

Simonoff, E. et al. (2004). Predictors of antisocial personality: Continuities from childhood to adult life. *British Journal of Psychiatry, 184,* 118–127.

Singer, H. (2000). Current issues in Tourette's Syndrome. *Movement Disorders, 15,* 1051–1063.

Singer, H. S. et al. (1999). Antibodies against a neuron-like (HTB-10 neuroblastoma) cell in children with Tourette Syndrome. *Biological Psychiatry, 46,* 775–780.

Sokol, M. S. (2000). Infection-triggered anorexia nervosa in children: Clinical description of four cases. *Journal of Child and Adolescent Psychopharmacology, 10,* 133–145.

Swedo, S. E. et al. (1998). Pediatric autoimmune neuropsychiatric disorders associated with streptococcal infections: Clinical description of the first 50 cases. *American Journal of Psychiatry, 155,* 264–271.

T

Taylor, E. et al. (1998). Clinical guidelines for Hyperkinetic Disorder. *European Child and Adolescent Psychiatry, 7,* 184–200.

The Tourette Syndrome Classification Study Group (1993). Definitions and classification of tic disorders. *Archives of Neurology, 50,* 1013–1016.

W

Wand, R., Matazow, G., Shady, G., Furer, P. & Staley, D. (1993). Tourette Syndrome: Associated symptoms and most disabling features. *Neuroscience and Biobehavioural Review, 17,* 271–275.

Waters, T. L., Barrett, P. M. & March, J. S. (2001). Cognitive-behavioral family treatment of childhood obsessive-compulsive disorder. *American Journal of Psychotherapy, 55* (3), 372–387.

Wodrich, D. L., Benjamin, E. & Lachar, D. (1997). Tourette's Syndrome and psychopathology in a child psychiatry setting. *Journal of the American Academy of Child and Adolescent Psychiatry, 36* (1), 1618–1624.

Wolf, S. S. et al. (1996). Tourette Syndrome: Prediction of phenotypic variation in monozygotic twins by caudate nucleus D2 receptor binding. *Science, 273,* 1225–1227.

World Health Organization (1992). *The Tenth Revision of the International Classification of Diseases and Related Health Problems (ICD-10).* Genf: WHO. Dt.: *Internationale Klassifikation psychischer Störungen. ICD-10 Kapitel V (F). Klinisch-diagnostische Leitlinien.* München: Hans Huber 2008.

Weiterführende deutschsprachige Literatur

Für Eltern

Scholz, A. & Rothenberger, A. (2006). *Mein Kind hat Tics und Zwänge. Erkennen, verstehen und helfen beim Tourette-Syndrom*. Göttingen: Vandenhoeck & Ruprecht.

Döpfner, M., Lehmkuhl, G. & Rothenberger, A. (2007). *Tic-Störungen*. Göttingen: Hogrefe.

Döpfner, M., Schürmann, S. & Lehmkuhl, G. (2006). *Wackelpeter und Trotzkopf* (gebundene Ausgabe). Weinheim: Beltz, Psychologie Verlags Union.

Rapoport, J.L.(1980). *Der Junge, der sich immer waschen musste. Wenn Zwänge und Ticks den Tag beherrschen*. München: Goldmann Taschenbuch.

Döpfner, M., Frölich, J. & Lehmkuhl, G. (2000). *Ratgeber Hyperkinetische Störungen 1. Informationen für Betroffene, Eltern, Lehrer und Erzieher.* Göttingen: Hogrefe.

Hartung, S., Holzapfel, A. (1985). *... sonst bin ich ganz normal. Leben mit dem Tourette-Syndrom*. Hamburg: Rasch und Röhring.

Crombach, G. & Reinecker, H. (1996). *Der Weg aus der Zwangserkrankung*. Göttingen: Vandenhoeck & Ruprecht.

Baer, L. (2003). *Der Kobold im Kopf. Die Zähmung der Zwangsgedanken*. Bern: Huber.

Fricke, S. (2007). *Zwangsstörungen verstehen und bewältigen. Hilfe zur Selbsthilfe*. Bonn: Balance buch + medien.

Hoffmann, N. (2000). *Wenn Zwänge das Leben einengen*. Mannheim: Pal.

Plummer, D. (in Druck). *Kinder lernen, sich wert zu schätzen. Ein Trainingsprogramm mit Kopiervorlagen*. Tübingen: dgvt-Verlag.

Reinecker, H. (2006). *Ratgeber Zwangsstörungen. Informationen für Betroffene und Angehörige*. Göttingen: Hogrefe.

Wikipedia. *Tic*. Internetlexikon

Wikipedia. *Tourette-Syndrom*. Internetlexikon

Für Fachleute

Banaschewski, T. & Rothenberger, A. (2002). Verhaltenstherapie bei Ticstörungen. In F. Petermann (Hrsg.), *Kinderverhaltenstherapie* (S. 204–239). Hohengehren: Schneider.

Roessner, V., Banaschewski, T.& Rothenberger, A. (2004). Therapie der Ticstörungen. *Zeitschrift für Kinder- und Jugendpsychiatrie und Psychotherapie, 32,* 245–263.

Rothenberger, A. (1996), Tourette-Syndrom und assoziierte neuropsychiatrische Auffälligkeiten. *Zeitschrift für Klinische Psychologie, 25,* 259–279.

Steinhausen, H.-Ch. (Hrsg.) (2002). *Hyperkinetische Störungen bei Kindern, Jugendlichen und Erwachsenen.* Stuttgart: Kohlhammer.

Zaudig, M., Hauke, W. & Hegerl, U. (1998). *Die Zwangsstörung.* Stuttgart: Schattauer.